Aktive Gesundheit

Daniele de Winter

DIE DE WINTER-KREBS-DIÄT

Die Vorbeugediät der Dr. de Winter-Klinik gegen Krebs, Herzinfarkt und Schlaganfall.

ORAC

Die Fotos stammen von
Helmut Simbürger (Schutzumschlag, S. 33 und S. 34)
Andrea Ehmert (S. 51)
Renate Kiegler (S. 52)

ISBN 3-85368-998-4

Die Originalausgabe dieses Buches erschien in der „Dr. Jan de Winter Cancer Prevention Foundation", Brighton, England

Illustrationen: Daniele de Winter
Lektorat: Barbara Köszegi
Grafische Gestaltung: Gottfried Moritz
Satz: S. Melzer, Wien
Druck: Wiener Verlag, Himberg bei Wien

Prof. Dr. Jan de Winter, Jahrgang 1915, war 31 Jahre lang Primarius an der Krebsabteilung des Royal Sussex County Hospital in Brighton und ist heute Leiter seiner eigenen Klinik, der „Dr. Jan de Winter Klinik“ sowie der „Dr. Jan de Winter Cancer Prevention Foundation“ in Brighton. Zu ihm kommen hauptsächlich gesunde Menschen oder solche, die von Krebs geheilt wurden und nun ein Wiederauftreten der Krankheit vermeiden möchten. Er berät sie u. a., wie sie durch eine Änderung ihrer Lebens- und Ernährungsgewohnheiten ihre Gesundheit erhalten können.
Dr. Jan de Winter hat auch mehrere Bücher zu diesem Thema veröffentlicht.

Daniele de Winter, Jahrgang 1963, absolvierte nach der Matura in England die Graphische Lehr- und Versuchsanstalt in Wien. Sie ist die Tochter von Dr. Jan de Winter und stellt die an seiner Klinik erprobten Rezepte vor. Ihr Vater bekam immer wieder Anfragen, er möge doch seine Sammlung krebs-vorbeugender Rezepte veröffentlichen. Daniele de Winter, selbst begeisterte Köchin, hat die köstlichsten ausgewählt.

INHALT

Das Ziel dieses Rezeptbuches …

ist es, die Vielseitigkeit einer gesunden und mageren, gleichzeitig aber auch einfachen und wohlschmeckenden Vollwertkost darzustellen.
Die Gerichte werden fast ausschließlich ohne Zusatz von Fett, Zucker oder Salz zubereitet (natriumarmes Salz wird verwendet). Sie sind extrem kalorienarm, reich an Ballaststoffen, Eiweiß, Vitaminen und Mineralien und bieten dadurch die optimale Basis einer gesunden, ausgewogenen Ernährung.
Es ist heute schon bewiesen, daß bei der Vorbeugung von Krebs, Herzinfarkten und Schlaganfällen (also von Zivilisationskrankheiten) die gesunde Ernährung eine ausschlaggebende Rolle spielt.
Dieses Rezeptbuch bietet viele Beispiele, wie die alltägliche Ernährung gesund, vielseitig und wohlschmeckend gestaltet werden kann.

Das Prinzip der gesunden Ernährung

ZEHN GRUNDLEGENDE REGELN

1. Vernünftig zu essen bedeutet, immer Speisen mit einem niederen Anteil an Fett, Zucker und Salz und einem hohen Anteil an Ballaststoffen, Eiweiß, Vitaminen und Mineralien zu wählen.
2. Beim Genuß von Butter, Margarine, Öl, Bratfetten, Vollmilch, Schlagsahne und fetthaltigem Käse sollte man sich möglichst einschränken.
3. Man sollte möglichst selten Eier, rotes Fleisch, Konserven, Süßigkeiten, Kuchen und Alkohol zu sich nehmen.
4. Weißbrot sollte durch Vollkornbrot ersetzt werden, Weißmehl durch Vollkornmehl und Süßspeisen durch Obst.
5. Kartoffeln sollte man ohne Fett kochen oder in der Schale backen. Fleisch und Fisch werden am besten gedünstet, gekocht oder gegrillt. Kartoffelschmarren, Chips und abgebratenes Fleisch sind zu meiden.
6. Die tägliche Ernährung sollte hauptsächlich aus Gemüse, Obst und Vollkorngetreide bestehen und nur zum Teil aus Fleisch, Fett und Süßspeisen.
7. Man muß erkennen, daß kalte Speisen nicht weniger nahrhaft sind als warme Speisen und daß Brot und Kartoffeln nicht dicker machen als Fleisch und Fett.
8. Man soll sich grundsätzlich bei der täglichen Ernährung genügend einschränken, um Übergewicht zu vermeiden.

9. Man sollte immer nur das essen, was man wirklich essen will und sich nie aus Höflichkeit dazu zwingen lassen, zu kalorienreich zu essen.

10. Vernünftig zu essen bedeutet allgemein, sich voller Enthusiasmus eine neue, diszipliniertere und dadurch auch viel gesündere Lebensweise anzueignen.

EINIGE PRAKTISCHE TIPS

Fettersatz

Da die am häufigsten konsumierten Fette wie Butter, Margarine, Bratfette und Öl nicht nur zum Großteil überflüssig, sondern bei exzessivem Gebrauch auch sehr ungesund sind, werden Fette bei den folgenden Rezepten zum Großteil weggelassen. Wo notwendig, werden sie durch Brühe oder durch Magerquark (Magertopfen) ersetzt.
Fisch, Geflügel und Fleisch sollte man nicht braten, sondern entweder grillen oder in Brühe kochen oder dünsten.
Beim Grillen wird das Grillgut mit Brühe und nicht mit Fett bestrichen, man kann das Fleisch (Fisch, Gemüse u. ä.) aber auch gleich würzen und in Backfolie einwickeln. Dadurch bleibt das Essen sehr schmackhaft, und ein Großteil der wertvollen Vitamine bleibt erhalten.

Zuckerersatz

Zucker ist in jeglicher Form (sei es als Honig, Rohrzucker oder weißer, raffinierter Zucker) extrem nahrhaft, wird aber vom Körper in dieser verfeinerten Form gar nicht gebraucht. Daher wird Zucker in den Rezepten weggelassen und durch Früchte oder durch harmlosen künstlichen Süßstoff ersetzt. Die Dosierung von künstlichem Süßstoff wird, da er sehr konzentriert ist, vielfach durch Verdünnen mit Wasser erleichtert.
Wer aus reinem Vorurteil oder aus sturer Gewohnheit den nährwertlosen, kalorienreichen und daher dickmachenden chemisch raffinierten Zucker dem harmlosen, schlankheitsfördernden künstlichen Süßstoff vorzieht, kann in den Rezepten diesen durch Honig oder Fruchtzucker ersetzen. Dabei müssen 4 Kalorien/Gramm verwendeten Zuckers zum Gesamtkaloriengehalt dazugerechnet werden.

Salzersatz

Da Salz direkt zu überhöhtem Blutdruck und dadurch zu einem Herzinfarkt oder Schlaganfall führen kann, und da es im voraus sehr schwer festzustellen ist, wer dafür anfällig ist und wer nicht, ist es vernünftig, den Salzkonsum einzuschränken.
Da Kalzium den Blutdruck senkt, ist zusätzlich zu einem reduzierten Salzgebrauch ½ Liter Magermilch pro Tag sehr gesund. Anstelle von normalem Salz sind natriumarme Salzarten, die in Reformhäusern erhältlich sind, sehr zu empfehlen.

GESUNDHEITLICH „WERTVOLLE“ SPEISEN

a) Eiweiß
Eiweißhältige Speisen sind u.a. Fisch, Truthahn, Krabbe, Hummer, Huhn, Kalb, Joghurt, Magermilch, Hüttenkäse, Bohnen, Sojabohnen, Erbsen.

b) Vitamine und Mineralien
Möhren (Karotten), Blumenkohl (Karfiol), Rosenkohl (Kohlsprossen), Spinat, Rüben, Paprikaschoten, Kresse, Broccoli, Radieschen, Petersilie (und fast alle anderen Gemüsearten) enthalten viele Vitamine und Mineralien.

c) Ballaststoffe
Ungeschälte Kartoffeln und ungeschältes Obst haben einen hohen Gehalt an unverdaulichen Ballaststoffen.
Je schneller das Gemüse gekocht wird, desto besser bleiben die Vitamine und Ballaststoffe erhalten.

ERLAUBTE KNABBEREIEN

Um die manchmal unwiderstehliche Sehnsucht nach Knabbereien zwischen den Mahlzeiten zu befriedigen, hilft es, eine Auswahl an geschnittenem, rohem Gemüse jederzeit in der Küche bereit zu haben. Es eignen sich Möhren (Karotten), Selleriestangen, Zucchini, Kohl-(Kraut-)Stücke, Salatblätter, Gurkenstücke und kleine Tomaten.

EINE ERLAUBTE ZWISCHENMAHLZEIT

Eine Scheibe Vollkornknäckebrot mit Hüttenkäse, etwas Schinken und einem Salatblatt ist als Zwischenmahlzeit durchaus akzeptabel.
Wenn es etwas Süßes sein muß, eignet sich ein Stück Obst, ein Vollkornbrot mit etwas Diabetikermarmelade oder Magerjoghurt mit künstlichem Süßstoff.

EINE KLEINE SCHLEMMEREI

Als Belohnung für die tagelang aufgebrachte Willenskraft und die gesunde Ernährung ist ab und zu eine kleine Menge Schokolade (300 kcal = 60 g) oder ähnliches durchaus erlaubt.

FÜR GESUNDHEITSBEWUSSTE ELTERN

Wenn bestimmte gesunde Eßgewohnheiten bei Kindern schon im frühen Alter eingeführt werden, werden diese automatisch aufgenommen und bilden eine feste Grundlage fürs ganze Leben.

ZUSAMMENFASSUNG

Die vernünftige Ernährung bedeutet die freiwillige Umstellung auf einen ganz neuen, viel gesünderen Lebensstil durch die Erkenntnis, daß das Leben nur bei voller Gesundheit zu genießen ist und daß sich daher wiederholte Eßsünden auf lange Sicht in Bezug auf die Gesundheit niemals auszahlen können.

Die Notwendigkeit einer gesunden Ernährung

Ein Großteil der ernsten sogenannten Zivilisationskrankheiten, die sich im überernährten Drittel der Welt immer mehr und mehr bemerkbar machen, sind selbst verschuldet, da sie durch den übermäßigen Genuß von Fett und Zucker verursacht werden.

Es ist bestürzend, daß die Länder der Dritten Welt, denen bis jetzt alle Zivilisationskrankheiten erspart geblieben sind, sich so sehnlich genau jenen gesellschaftlichen Wohlstand wünschen, der dieselben Krankheiten mit sich bringen würde. Es ist überhaupt ein erschreckender Gedanke, daß die Mangelkrankheiten der Dritten Welt ihr Spiegelbild in den Zivilisationskrankheiten unseres Erdteils finden.

Der gewaltige Zuwachs an Zivilisationskrankheiten im 20. Jahrhundert in allen Ländern mit hohem Lebensstandard ist zweifellos eine Folge unserer Eßgewohnheiten.

Wir essen doppelt soviel wie notwendig und, verglichen mit den unterprivilegierten Ländern, essen wir das Siebenfache an Fett, das Sechsfache an Zucker und etwa das Zehnfache an Cholesterin, obwohl wir sehr wenig an kohlehydrat- oder ballaststoffreichen Nährstoffen zu uns nehmen.

Sowohl während des Ersten als auch während des Zweiten Weltkrieges haben die Zivilisationskrankheiten in Ländern mit Lebensmittelrationierung stark abgenommen. Diese positiven Nebenerscheinungen waren besonders in milch- und fleischerzeugenden Ländern zu spüren und können auf die völlige Abwesenheit von Fett in der Ernährung zurückgeführt werden.

Fette und Zucker werden vom Körper nur als Energiequelle für schwere körperliche Arbeit und sportliche Leistungen benötigt: Bei körperlich inaktiver Lebensweise wird der regelmäßige Genuß von zuviel Fett und/oder Zucker zur Fettablagerung und Gewichtszunahme führen. Dies ist der Grund, warum 40% der westlichen Bevölkerung an Übergewicht leiden und 30% mindestens einmal jährlich erfolglos abzunehmen versuchen. Es werden in Großbritannien jährlich etwa 50 Millionen Dollar und in den Vereinigten Staaten 400 Millionen Dollar für Abmagerungskuren ausgegeben.

Sogar extrem durchtrainierte Menschen dürfen nicht unbegrenzte Mengen essen, sonst würden sie binnen kürzester Zeit jene Dünnflüssigkeit und hohe Fließgeschwindigkeit des Blutes – die einen so hervorragenden Schutz gegen alle Zivilisationskrankheiten bietet – verlieren. Zum Beispiel sind in einem Stück Kuchen doppelt soviele Kalorien enthalten, wie man während eines Laufes von 45 Minuten verbrennen würde.

Die wenigsten Leute sind sich bewußt, daß die meisten gesüßten, alkoholfreien Getränke zu 10% aus Zucker bestehen, daß Alkohol sehr viele Kalorien enthält und daß wir 20% unserer täglichen Kalorien aus Zucker beziehen und sogar 40% aus Fett.

Zucker und Fett enthalten keine Faserstoffe, im Gegensatz zu Vollkornbrot, Kleie, Getreide, Obst und Gemüse. Das bedeutet, daß mindestens 60% der Nahrung, die wir täglich zu uns nehmen, völlig frei von Ballaststoffen sind, ob-

wohl diese als einziger Bestandteil unserer Ernährung sehr wenig Kalorien enthalten und daher nicht dick machen.
Übergewicht wirkt nicht nur unattraktiv, es erhöht auch um vieles die Gefahr einer Zivilisationskrankheit, wie zum Beispiel der Zuckerkrankheit oder eines Herz- oder Gehirnschlags; es gibt also sehr viele Gründe, um schlank zu bleiben. Am einfachsten wird dies mit Hilfe ballastreicher Nährstoffe erzielt, da diese nur zum Teil vom Körper verdaut werden und etwa 20% unverändert den Organismus wieder verlassen. Wegen ihrer eher weichen Konsistenz werden sie auch viel schneller ausgeschieden und verhindern daher Verstopfung und eine Menge anderer Beschwerden und Krankheiten. Ihre große Masse verlängert außerdem das Sättigungsgefühl und unterdrückt damit den Appetit.
Zum Beispiel wirkt ballaststoffreiches Vollkornbrot viel schneller sättigend als Weißbrot oder Backwaren aus Weißmehl. Und in der Schale gebratene Kartoffeln sind überraschenderweise sogar sehr gesund, solange sie ohne Zusatz von Fett gegessen werden.
Die meisten Menschen werden von Kindheit an mit ballaststoffarmer, kalorienreicher Kost ernährt, noch dazu mit sehr viel Fett und Zucker, die viele unserer Gesellschaftskrankheiten bewirken.
Zum Glück wird von immer breiteren Kreisen anerkannt, daß eine ballaststoffreiche Ernährung gesund ist und schlank hält.
Trotzdem, wenn es dazu kommt, lebenslange Ernährungsgewohnheiten zu ändern, können sich die wenigsten dazu überwinden, auf den Genuß zu verzichten, zuviel und die falschen Speisen und Getränke zu konsumieren.
Daher muß nochmals betont werden:
Kleie, Körner, Vollkornbrot und -mehl, Vollkornreis, Gemüse, Obst, Fisch, Geflügel, Magermilch und magere Käsesorten sollten regelmäßig gegessen werden, da sie die Arterien nicht verstopfen.
Stark reduzieren oder vollkommen streichen sollte man den Genuß von Butter, Schlagsahne, fettem Fleisch, Gebratenem, Vollmilch, fettem Käse, Mayonnaise, Eis, Zucker, Schokolade, Süßspeisen und Alkohol.
Alle diese Speisen haben einen sehr hohen Fett- und/oder Zuckeranteil. Das Blut wird durch die Ablagerungen dicker, fließt langsamer, und dies führt zu einem schlechten Stoffwechsel, zu frühzeitigen Alterserscheinungen und zu einer schlechten Lebensqualität.
Im Lichte der gesundheitsfördernden Wirkung von Ballaststoffen ist es sehr bedauerlich, daß sich der tägliche Verzehr von Vollkornbrot und Kartoffeln stark reduziert hat. 1870 aß man durchschnittlich 400 g Vollkornbrot und 300 g Kartoffeln (d. h. täglich 40 g Ballaststoffe, davon 8 g reine Pflanzenfasern). 1970 waren es nur mehr 200 g Weißbrot und 200 g Kartoffeln (d. h. nur 10 g Ballaststoffe und davon weniger als 2 g reiner Faserstoff), genau ein Viertel der Ballaststoffaufnahme von vor hundert Jahren. Die negativen Auswirkungen dieses Ballaststoffmangels werden durch die gleichzeitige relative Erhöhung der Fett-, Zucker- und Kohlehydratanteile unserer Ernährung nur unterstützt.

Im Jahre 1870 erhielten wir 20% der verwertbaren Kalorien aus Fett und Zukker (die restlichen 80% aus Getreide und Kartoffeln). Heute beziehen wir 60% unserer Kalorien aus Fett und Zucker und weniger als 40% aus Getreide und Kartoffeln.
Daß im 20. Jahrhundert ernährungsbedingte Zivilisationskrankheiten im überernährten Drittel der Welt mehr und mehr in den Vordergrund treten, ist die direkte Folge dieser uninformierten und unüberlegten Ernährungsweise.
Dieser unglücklichen Entwicklung läßt sich jedoch durch simple Änderungen der Eßgewohnheiten sehr leicht entgegenwirken. Nehmen Sie zum Beispiel anstelle von Vollmilch nur mehr Magermilch oder statt einer Süßspeise zum Nachtisch immer Obst oder Magerjoghurt.
Es ist nicht ungewöhnlich, daß eine Frau in den zwanzig Jahren zwischen 35 und 55 um etwa 20 kg zunimmt (das Durchschnittsgewicht steigt von 60 kg mit 35 Jahren auf 80 kg mit 55 Jahren).
Wie unauffällig diese Entwicklung vor sich geht, läßt sich durch ein einfaches Beispiel darstellen: Ein zusätzliches Butterbrot pro Tag bringt täglich 100 Kalorien oder eine Gewichtszunahme von 3 g, diese 3 g summieren sich auf 20 g in einer Woche oder auf 1 kg im Jahr.
Wenn man ein Jahr nach dem anderen gleich viel ißt, wird man mit zunehmendem Alter auch an Gewicht zunehmen, da der Körper immer weniger Energie benötigt, um den langsamer werdenden Metabolismus in Schwung zu halten. Außerdem wird die sportliche Betätigung mit zunehmendem Alter immer geringer. Wenn die Kalorienaufnahme konstant bleibt, wird die daraus folgende Gewichtszunahme auch konstant steigen.
Da Übergewicht eine echte Gefahr für die Gesundheit bedeutet, verlangen Lebensversicherungen bei Übergewicht viel höhere Prämien. Aus ihren Statistiken ergibt sich, daß sich die Lebenserwartung einer Person, die mit 45 Jahren schon 12 kg Übergewicht hat, um 25% reduziert. Das heißt, sie wird wahrscheinlich schon mit 60 Jahren sterben und nicht erst mit 80 Jahren.
Es muß betont werden, daß es um vieles einfacher ist, sein Gewicht konstant zu halten, als abzunehmen.
Zum Beispiel: Um wöchentlich 1 kg abzunehmen, muß sich die tägliche Kalorienaufnahme um 1000 Kalorien reduzieren – was eine beträchtliche Willensstärke erfordert, da 1 g Fett das Einsparen von 7 Kalorien bedeutet. Man muß daher täglich 150 g Fett verlieren, um das Ziel von 1 kg Abnahme pro Woche zu erreichen. Um erfolgreich abzunehmen, ist es deswegen notwendig, den Kalorieninhalt einer jeden Speise zu wissen. So hat beispielsweise ein Eßlöffel Mayonnaise mehr als doppelt soviel Kalorien wie ein Eßlöffel Zucker, und ein Eßlöffel Tomatenketchup hat soviel Kalorien wie ein Kaffeelöffel Zucker.
Krebs wird durch eine Vielzahl von verschiedenen Faktoren verursacht, durch Hormone, chronische Irritation, Alter, Abwehrmechanismen, Streß und durch seelische Probleme. Trotzdem ist der Grund für über 50% aller geläufigen Krebsarten ganz einfach die falsche Ernährung.
Die gemeinsame Wirkung von dem was wir essen und trinken ist für die Krebsverursachung also noch ausschlaggebender als selbst das Rauchen.

Prof. Dr. Jan de Winter

Vorspeisen

Melone

2–4 Portionen (je nach Größe der Melone)

1 Melone, beliebige Sorte
Saft einer Zitrone
Künstlicher Süßstoff

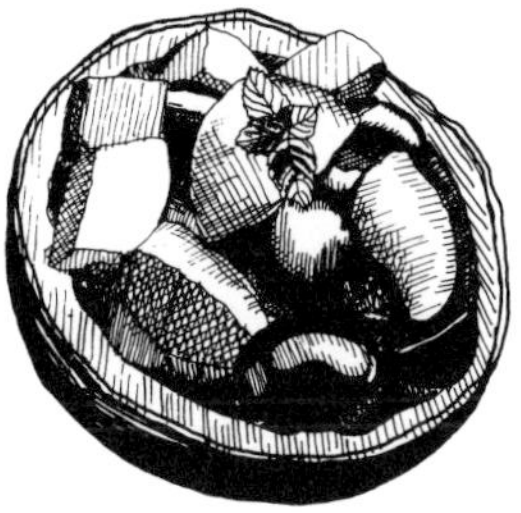

ZUBEREITUNG
Die Melone halbieren, entkernen und mit einem Löffel gleichgroße Röllchen in eine Servierschüssel füllen. Mit Süßstoff und Zitronensaft abschmecken und vor dem Servieren einkühlen.

Ca. 15 kcal/Portion

Avocado und Tomatencocktail

4 Portionen

2 Avocados, gewürfelt
4 Tomaten, gewürfelt
Petersilie zum Garnieren

Marinade
4 Eßlöffel Essig
Diätsalz und Pfeffer
2 Eßlöffel Joghurt
1 Kaffeelöffel Estragonsenf
1 Eßlöffel Wasser
Süßstoff nach Geschmack

ZUBEREITUNG
Avocado- und Tomatenstücke mit der fertigen Marinade vermischen und 10 Minuten ziehen lassen. Mit Petersilie garnieren und mit Vollkorntoast servieren.

Ca. 170 kcal/Portion

Avocado mit Shrimps

4 Portionen

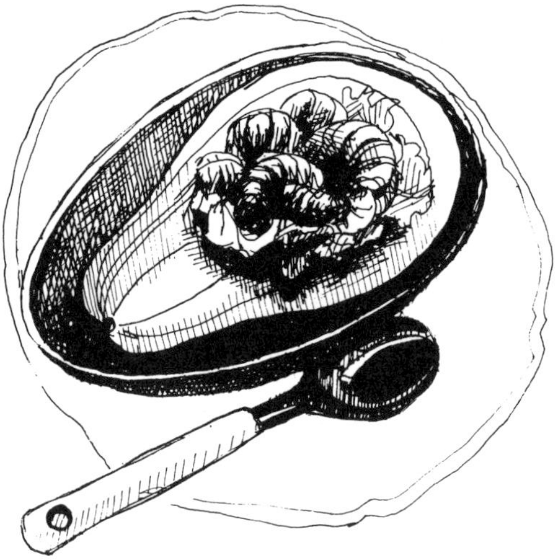

2 Avocados
225 g Shrimps
150 g Magerjoghurt
1 gestrichener Eßlöffel Tomatenmark
Saft einer halben Zitrone
Süßstoff nach Geschmack
1 Eßlöffel Essig
Diätsalz und Pfeffer
½ grüner Salat, feingeschnitten

ZUBEREITUNG
Die Avocados halbieren, entkernen und mit den Shrimps füllen; auf vier Teller legen, mit Salat umgeben und mit der fertigen Marinade garnieren. Dazu Zitronenspalten und Vollkorntoast servieren.

Ca. 230 kcal/Portion

Artischockenbecher

4 Portionen

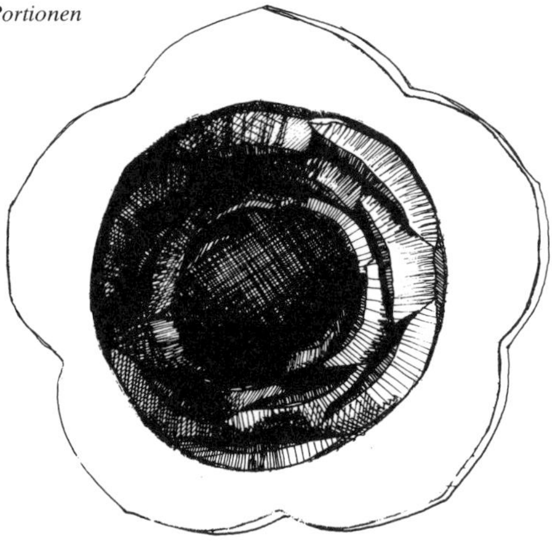

4 Artischocken
2 Kaffeelöffel frischer Salbei, feingehackt
3 Eßlöffel konzentrierte Gemüsebrühe (1 Würfel: ¼ l Wasser)
100 g Magerjoghurt
100 g Hüttenkäse
Diätsalz und Pfeffer

ZUBEREITUNG
Die Artischocken putzen und in Salzwasser 30 – 40 Minuten kochen, dann auf dem Kopf stehend auskühlen lassen.
Von den ausgekühlten Artischocken das Herz und die kleinen stacheligen Blätter entfernen, das Herz wieder zurückgeben und die Artischocken in einer Servierschüssel aufstellen.
Joghurt und Hüttenkäse auf kleinem Feuer, ohne kochen zu lassen, verrühren. Gemüsebrühe und Salbei dazurühren, mit Salz und Pfeffer abschmecken und in die Artischocken gießen.

Ca. 100 kcal/Portion

Geräucherter Heringpaté

4 Portionen

250 g Hüttenkäse
1 großer geräucherter Hering
1 schwarze Olive, feingehackt
Zitronensaft und Pfeffer
1 Kaffeelöffel Petersilie, gehackt

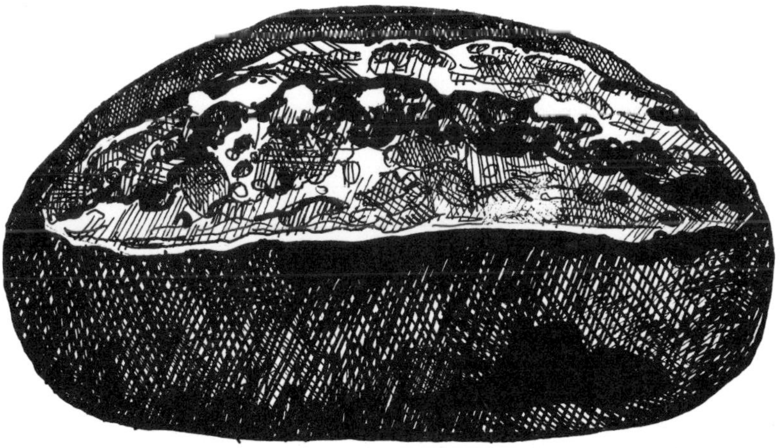

ZUBEREITUNG
Den Fisch entgräten. Hüttenkäse, Olive, Zitronensaft, Petersilie und Pfeffer mit der Fischmasse vermischen und abschmecken.
Auf Salatblättern mit Vollkornbrot servieren.

Ca. 155 kcal/Portion

jeweils 1 Portion

TOMATEN UND SPARGEL
1 Tomate, in Scheiben geschnitten
2 Spargelstangen, geschnitten
1 Eßlöffel Hüttenkäse
Diätsalz und Pfeffer

ca. 55 kcal/Portion

HUHN
50 g Hühnerfleisch, feingeschnitten
1 Eßlöffel Hüttenkäse
1 Tomate, in Scheiben geschnitten
4 Salatblätter
Diätsalz und Pfeffer

ca. 110 kcal/Portion

SHRIMPS
2 Eßlöffel geschälte Shrimps
1 Eßlöffel Cocktail-Marinade (siehe Rezept S. 73)
4 dünne Salatgurkenscheiben
4 Salatblätter

Ca. 70 kcal/Portion

Pro Brotscheibe werden zusätzlich ca. 70 kcal berechnet.

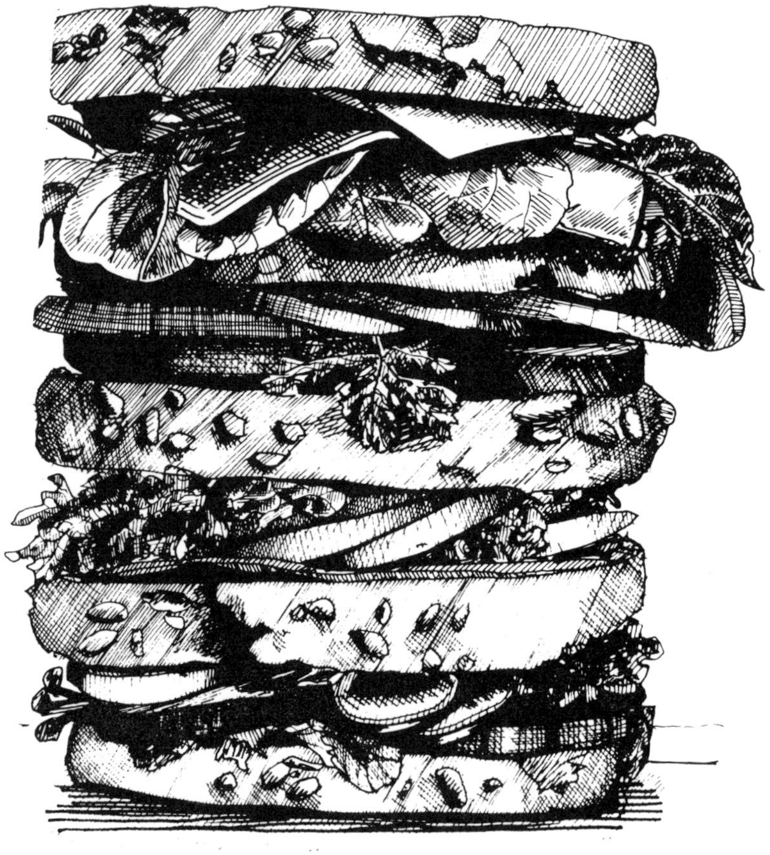

Suppen

Gemüsesuppe

7 Portionen

1 große Zwiebel
2 Möhren (Karotten)
1 große Kartoffel
1 Sellerieknolle
2 Selleriestangen
2 Lauchstangen (Porree)
½ Blumenkohl (Karfiol)
4 Tomaten
1 Knoblauchzehe, zerdrückt
1200 ml Gemüsebrühe
2 Kaffeelöffel frische Küchenkräuter (Petersilie, Basilikum, Thymian, Oregano), gehackt
50 g Vollkornmakkaroni
50 g gefrorene Erbsen
Diätsalz und Pfeffer

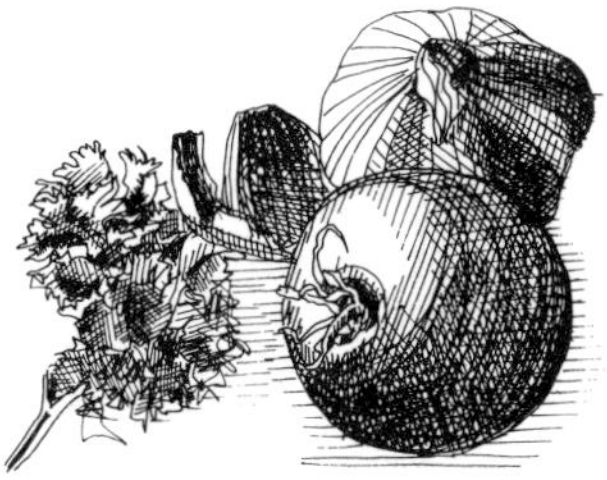

ZUBEREITUNG

Zwiebel, Möhren, Kartoffel, Sellerie, Lauch und Blumenkohl putzen und kleinschneiden, die Tomaten schälen und vierteln.

In etwas heißer Gemüsebrühe Zwiebel und Knoblauch anrösten, Sellerie und Möhren dazurühren und nach 5 Minuten Tomaten, Küchenkräuter und den Rest der Brühe dazurühren, einmal aufkochen und auf kleiner Stufe 20 Minuten weiterkochen.

Jetzt Kartoffel, Lauch, Blumenkohl und Makkaroni dazurühren, weiterdünsten und nach 15 Minuten die Erbsen hineinrühren und abschmecken.

Ca. 60 kcal/Portion

Tomatensuppe mit Tofu

4 Portionen

450 g Tomaten, gewürfelt
1 Zwiebel, gehackt
1 Knoblauchzehe, zerdrückt
2 Kaffeelöffel frisches Basilikum, gehackt

750 ml Gemüsebrühe
150 ml Magermilch
3 Eßlöffel Tomatenmark
280 g Tofu, gewürfelt
Diätsalz und Pfeffer
Petersilie, gehackt
Vollkorncroutons

ZUBEREITUNG
In heißer Gemüsebrühe Zwiebel und Knoblauch anrösten, Tomaten und Basilikum dazurühren und nach und nach den Rest der Gemüsebrühe und das Tomatenmark (mit der Milch verrührt) hineinrühren.
Aufkochen, weitere 20 Minuten dünsten, dann Tofu beifügen und das Ganze passieren.
Mit Diätsalz und Pfeffer abschmecken und vor dem Servieren nochmals erhitzen.
Mit einem Löffel Magerjoghurt, Petersilie und Vollkorncroutons verfeinern.

Ca. 95 kcal/Portion

Kressesuppe

4 Portionen

1 große Zwiebel, gehackt
1 Knoblauchzehe, zerdrückt
1 großer Bund Kresse, gehackt
225 g Kartoffeln, feingeschnitten und ungeschält
900 ml Gemüsebrühe
150 g Magerjoghurt
Diätsalz, Pfeffer und Paprika
1 Eßlöffel Miso (Gemüsekonzentrat)

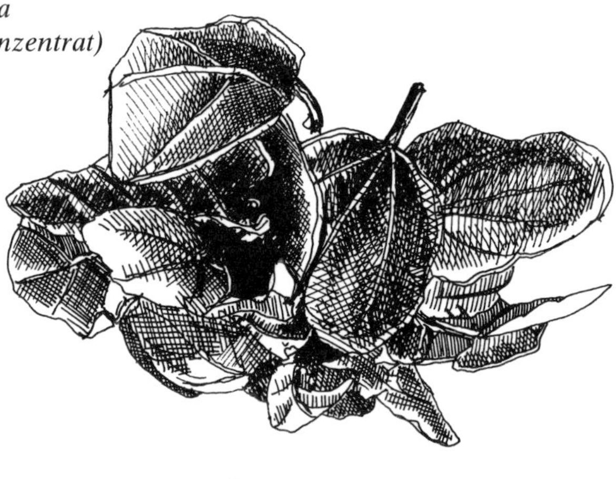

ZUBEREITUNG
In heißer Gemüsebrühe Zwiebel und Knoblauch leicht anrösten, die geschnittene Kresse dazugeben und kurz dünsten. Die Kartoffelscheiben und den Rest der Brühe beifügen, einmal aufkochen und dünsten, bis die Kartoffeln weich sind (10 Minuten).
Vom Feuer nehmen, mit Joghurt vermischen und durch ein Sieb passieren, dann die Suppe wieder erwärmen, *ohne* sie zu kochen.
Mit Miso abschmecken und mit Kresse und Paprika garniert servieren.

Ca. 85 kcal/Portion

Gurkensuppe mit Dillkraut

4 Portionen

2 Salatgurken, in dünne Scheiben geschnitten
1 großer Bund Dillkraut, gehackt
600 ml Gemüsebrühe
1 Zwiebel, gewürfelt
150 g Magerjoghurt
1 Knoblauchzehe
Diätsalz und Pfeffer
Muskatnuß
Paprika
1 Kaffeelöffel Gemüsekonzentrat (z.B. Miso)

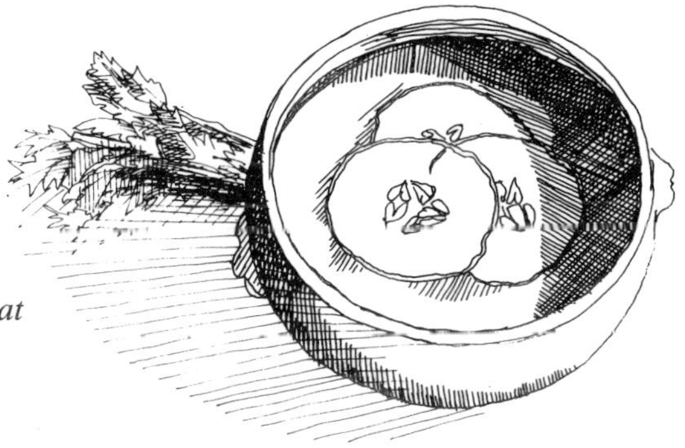

ZUBEREITUNG
In etwas heißer Gemüsebrühe Zwiebel und Knoblauch anrösten, die feingeschnittenen Gurken dazurühren und nach 5 Minuten das Dillkraut und den Rest der Gemüsebrühe dazugießen, aufkochen und 15 Minuten dünsten. Jetzt im Mixer passieren und auf kleinem Feuer Joghurt, Salz, Pfeffer, Paprika, Muskatnuß und Gemüsekonzentrat dazurühren und abschmecken.

ALTERNATIVE
Mit demselben Rezept können Sie auch eine köstliche Beilage machen. Statt 600 ml Gemüsebrühe nehmen Sie nur 150 ml, weiters wird das Gemüse nicht passiert, sondern einfach abgeschmeckt.

Ca. 45 kcal/Portion

Kalte Petersilwurzelsuppe

4 Portionen

2 Lauchstangen (Porree),
in Scheiben geschnitten
2 Selleriestangen,
in Scheiben geschnitten
4 Petersilwurzeln, gewürfelt
100 g Erbsen
900 ml Gemüsebrühe
Diätsalz und Pfeffer
300 ml Magermilch
Schnittlauch, gehackt

ZUBEREITUNG
In heißer Gemüsebrühe die Lauch- und Selleriescheiben erwärmen. Die gewürfelten Petersilwurzeln, die Erbsen, den Rest der Brühe, Diätsalz und Pfeffer hineinrühren.
Aufkochen und 15 Minuten dünsten (bzw. bis die Petersilwurzeln weich sind).
Das abgekühlte Gemüse mit der Suppe verflüssigen, die Milch hineinrühren, abschmecken und 2 bis 3 Stunden auskühlen lassen.
Mit Schnittlauch garniert servieren.
Die Suppe kann auch heiß gegessen werden.

Ca. 80 kcal/Portion

Gazpacho

4 Portionen

500 ml Tomatensaft
½ Salatgurke, gewürfelt
1 grüne Paprikaschote, gewürfelt
1 kleine Zwiebel, gewürfelt
4 Tomaten, gewürfelt
1 Knoblauchzehe, zerdrückt
Diätsalz und Pfeffer
Sojasauce nach Geschmack
1 Eßlöffel Basilikum, gehackt
1 Eßlöffel Petersilie, gehackt
1 Eßlöffel Dillkraut, gehackt
3 Eßlöffel Essig
½ Schale Magermilch

ZUBEREITUNG
Jeweils die Hälfte der Salatgurken-, Paprikaschoten- und Tomatenstücke mit Tomatensaft, Zwiebel und Knoblauch vermischen. Diätsalz und Pfeffer, 3 Eßlöffel Essig und ½ Schale Magermilch dazurühren, die Gewürze hineinstreuen und das Ganze im Mixer passieren.
Abschmecken und 2 Stunden kaltstellen.
Mit der anderen Hälfte der Gemüsestücke und Vollkorntoast servieren.

Ca. 55 kcal/Portion

Kalte Fruchtsuppe

5 Portionen

450 g Erdbeeren
2 große Äpfel
1 l Obstsaft (Apfel/Orange)
20–30 Tropfen künstlicher Süßstoff
2 Eßlöffel Maismehl
150 g Magerjoghurt

ZUBEREITUNG
4 Erdbeeren für die Garnierung zur Seite legen, den Rest passieren. Die Äpfel schälen und reiben.
Obst, Süßstoff und Obstsaft in einer Pfanne aufkochen und kurz dünsten. Maismehl mit etwas Milch verrühren, die Suppe damit eindicken, kaltstellen und vor dem Servieren mit Joghurt garnieren.

Ca. 115 kcal/Portion

Vegetarische Hauptspeisen

Gebratenes Gemüse mit Nüssen

4 Portionen

2 große Zwiebeln, geschnitten
2 Lauchstangen (Porree), geschnitten
2 Möhren (Karotten), geschnitten
½ Kohlkopf (Krauthäuptel)
2 Kaffeelöffel Thymian, gehackt
1 Schuß Sojasauce
Diätsalz und Pfeffer
75 g Erdnüsse, gehackt
75 g Vollkornpaniermehl

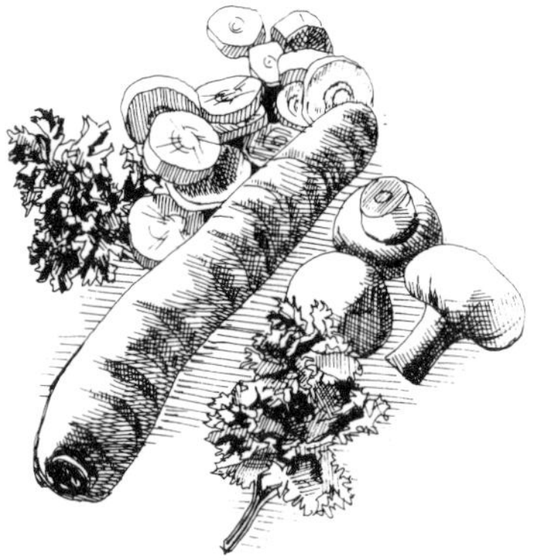

ZUBEREITUNG
Die Zwiebeln in heißer Suppenbrühe anrösten. Die Möhren-, Lauch- und Kohlstücke hineinrühren, 5 Minuten dünsten und in eine feuerfeste Backform umfüllen.
Mit Thymian, Sojasauce, Diätsalz und Pfeffer würzen und mit dem Paniermehl und den Erdnußstücken bestreuen.
20 Minuten im Rohr (180° C/Gas 4) backen.

Ca. 190 kcal/Portion

Gemüsereis

5 Portionen

250 g Vollkornreis
25 g Erdnüsse
4 Tomaten, geschnitten
1 große Zwiebel, feingeschnitten
2 Zucchini, in mittelgroße Stücke geschnitten
2 Lauchstangen (Porree), in mittelgroße Stücke geschnitten
½ Blumenkohl (Karfiol), in Röschen zerteilt
3 Eßlöffel frische Küchenkräuter (z.B. Basilikum, Oregano, Thymian), gehackt
2 Eßlöffel Petersilie, gehackt
1 Knoblauchzehe, zerdrückt
1 Prise Safran
1 Prise Muskatnuß
Diätsalz und Pfeffer
Gemüse- oder Hühnerbrühe (Das Verhältnis Reis : Flüssigkeit soll 1:1½ betragen.)
25 g Rosinen
ca. 3 Kaffeelöffel Gemüsekonzentrat (mehr oder weniger, je nach Geschmack)

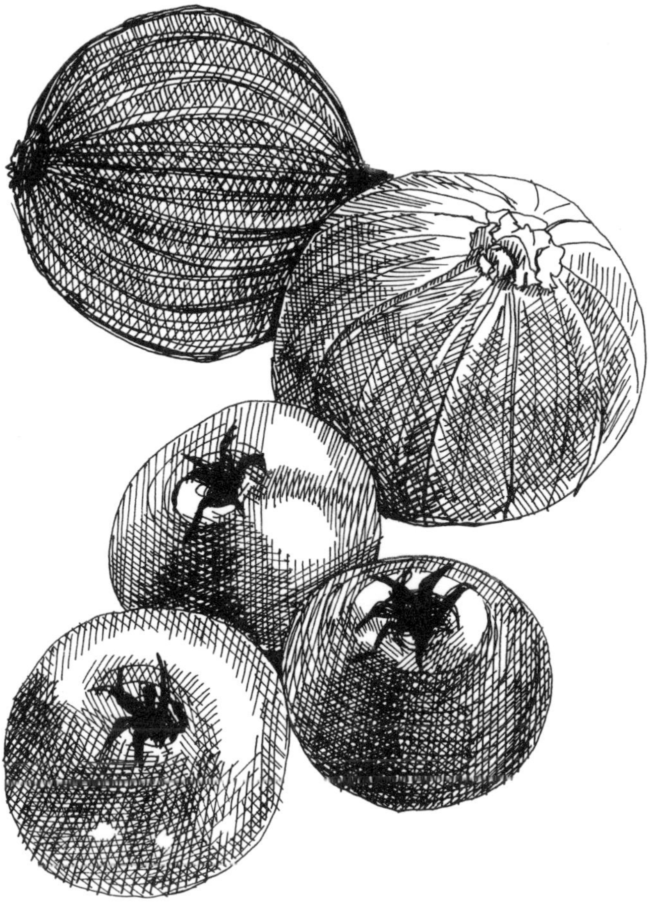

ZUBEREITUNG
Zwiebel, Knoblauch und ca. eine halbe Schale Brühe (von der insgesamt benötigten Menge entnehmen) in einem großen Dampfkochtopf kurz dünsten. Reis, Zucchinistücke, Tomatenstücke, Lauchscheiben, Blumenkohlstücke und die Hälfte der Küchenkräuter dazurühren, mit Muskatnuß, Safran und Erdnüssen bestreuen und die restliche Brühe darübergießen. Den Kochtopf schließen, zum Kochen bringen und auf reduzierter Hitze 20 Minuten dünsten. Den Druck ablassen, den Kochtopf öffnen, die Rosinen, die restlichen Gewürze, das Gemüsekonzentrat, Diätsalz, Pfeffer und, falls nötig, noch etwas Wasser dazugeben und dann weitere 15 Minuten unter Druck kochen. Abschmecken und mit Salat servieren.

Ca. 200 kcal/Portion

Moussaka

4 Portionen

170 g Sojabohnenhackfleisch (Sie können auch normales, mageres Hackfleisch nehmen).
56 g Hirse
35 ml Wasser
2 Auberginen (Melanzani), in dünne Scheiben geschnitten
2 große Zwiebeln, geschnitten
1/8 l konzentrierte Gemüsebrühe
2 Kaffeelöffel gemischte, getrocknete Küchenkräuter (Basilikum, Oregano, Thymian)
4 Tomaten, in Scheiben geschnitten
2 Eßlöffel Tomatenmark
150 g Magerjoghurt
2 Zucchini, in Scheiben geschnitten
4 Eßlöffel Magermilch
1/2 grüne Paprikaschote
Diätsalz und Pfeffer
Cayennepfeffer
1/2 Eßlöffel Gemüsekonzentrat
Petersilie zum Garnieren

ZUBEREITUNG
Das Sojabohnenhackfleisch mit dem Wasser aufkochen und fünf Minuten dünsten. Abgießen und die Flüssigkeit behalten. Nacheinander die Auberginescheiben, die Zucchinischeiben und die Paprikaschotenstücke in der Brühe kurz dünsten. In derselben Pfanne Zwiebel- und Tomatenstücke in etwas Brühe dünsten, die Hirse und das Sojahackfleisch dazurühren und mit der Hälfte der Küchenkräuter und der beiden Pfeffersorten bestreuen.
In eine flache, feuerfeste Backform schichtenweise das Hackfleisch, die Auberginescheiben, den Rest der Küchenkräuter und die Zucchinistücke einfüllen. Das Tomatenmark mit ca. 4 Eßlöffel Brühe verrühren und über das Ganze gießen. Zudecken und 15 Minuten bei 180° C/Gas 4 im Rohr backen. Joghurt, Milch und Cayennepfeffer gut verrühren, die Backform aus dem Ofen nehmen und die Mischung darübergießen.
Weitere 25 Minuten ohne Deckel im Rohr backen. Vor dem Servieren mit Petersilie garnieren.

Ca. 270 kcal/Portion

Gemischter Getreidepilau

4 Portionen

2 Zwiebeln, gehackt
1 rote Paprikaschote, gehackt
1 Knoblauchzehe, zerdrückt
1 Kaffeelöffel Kreuzkümmel, gemahlen
½ Kaffeelöffel Koriander, gemahlen
2 Lorbeerblätter
225 g gemischte gekochte Körner (Reis, Vollkorngetreide, Hirse, Kasha)
100 g gekochte Erbsen
50 g Rosinen
Diätsalz und Pfeffer
2 hartgekochte Eier
50 g Sojabohnen, gekocht und gehackt
Paprika
Etwas Brühe

ZUBEREITUNG
Zwiebelstücke, Paprikaschotenstücke und Knoblauch in etwas Brühe kurz dünsten. Gewürze und Lorbeerblätter, Körner, Erbsen und Rosinen dazurühren und fünf Minuten kräftig erwärmen. Die Eier grob zerhacken, mit Diätsalz, Pfeffer und Paprika würzen, mit den Sojabohnenstücken mischen und über den Pilau verteilen.

Ca. 350 kcal/Portion

Gefüllte Petersilwurzel

2 Portionen

4 Petersilwurzeln
75 g Sojawürfel oder 75 g magerer Schinken
50 g Mais aus der Dose
Diätsalz und Pfeffer
Petersilie, gehackt
Etwas Brühe

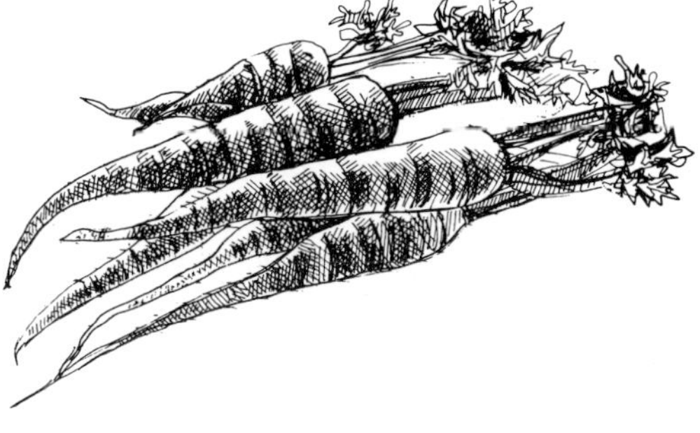

ZUBEREITUNG
Petersilwurzeln putzen und senkrecht auf ein Backblech stellen. 1 Stunde lang backen (bei 190° C/Gas 5).
Sojawürfel oder Schinken in Wasser weichkochen.
Die Zwiebelstücke in Brühe dünsten, Sojawürfel (oder Schinken), Mais und Petersilie dazugeben und mit Diätsalz und Pfeffer würzen. In einer Servierschüssel die Petersilwurzeln aufstellen und mit Füllung umgeben.

Ca. 250 kcal/Portion

Zucchini mit Linsenfüllung

3 Portionen

6 Zucchini
1 Zwiebel, gewürfelt
2 Tomaten, gewürfelt
2 Selleriestangen, in feine Scheiben geschnitten
100 g Linsen
2 Kaffeelöffel Petersilie und Basilikum, gehackt
50 g Emmentaler, gerieben
Diätsalz und Pfeffer
Etwas Brühe

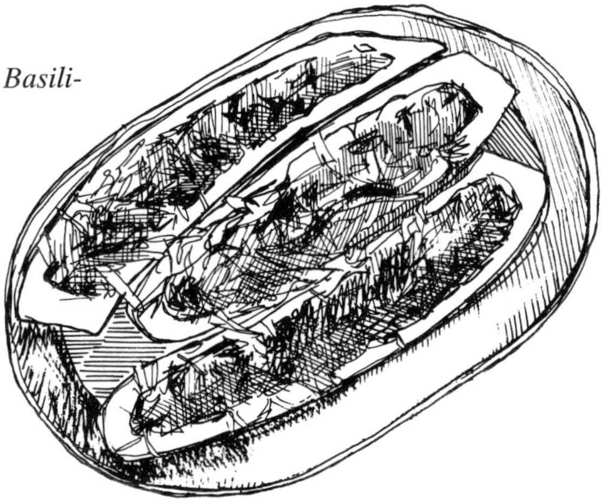

ZUBEREITUNG
Die Zucchini in Salzwasser kurz kochen, abtropfen, der Länge nach halbieren und das Innere mit einem Löffel herausnehmen. Zwiebel-, Tomaten- und Selleriestücke in etwas Brühe dünsten, die Linsen dazugeben und mit Wasser zudecken.
Dünsten, bis die Linsen das Wasser aufgesaugt haben, dann mit dem Zucchinifleisch mischen, mit Salz, Pfeffer und den Küchenkräutern abschmecken und in die Zucchinihüllen einfüllen. Mit Käse bestreuen und 5 bis 10 Minuten lang überbacken.

Ca. 170 kcal/Portion

Zucchini nach provenzalischer Art

5 Portionen

170 g weiße Bohnen (über Nacht in Wasser gelaugt)
1 grüne Paprikaschote, in Streifen geschnitten
1 Zwiebel, in Scheiben geschnitten
1 Knoblauchzehe, zerdrückt
225 g Tomaten, grobgeschnitten
450 g Zucchini
Diätsalz und Pfeffer
1–2 Kaffeelöffel getrockneter Rosmarin
150 g Magerjoghurt
Etwas Brühe

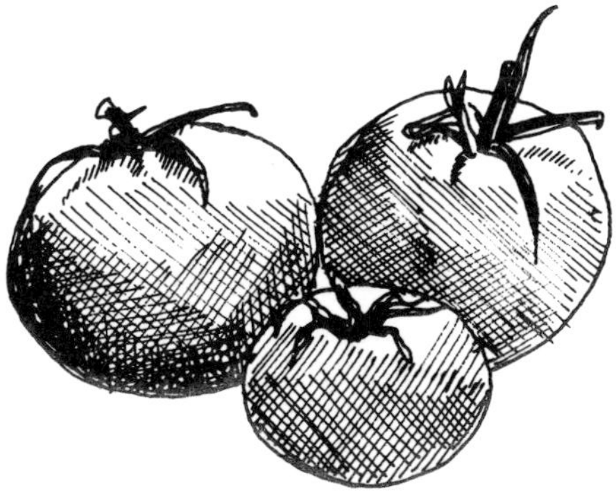

ZUBEREITUNG
Die Bohnen abgießen und in frischem Wasser ca. 45 Minuten weichkochen, abgießen und zur Seite stellen.
Zwiebelstücke, Paprikaschotenstreifen und Knoblauch in etwas Brühe dünsten. Nach 5 Minuten Tomaten- und Zucchinistücke dazurühren, mit Rosmarin, Diätsalz und Pfeffer würzen und weitere 10–15 Minuten dünsten.
Die Bohnen hineinrühren, das Ganze erwärmen und in eine Servierschüssel umfüllen.
Mit Joghurt garnieren und mit Vollkornreis und einem grünen Salat servieren.

Ca. 100 kcal/Portion

Gemüseeintopf

4 Portionen

1 Sellerieknolle, gewürfelt
1 Petersilwurzel, gewürfelt
2 Möhren (Karotten), in Scheiben geschnitten

½ Kohlkopf (Krauthäuptel), gerieben
1 Zwiebel, geschnitten
75 g Hirse
1 Kaffeelöffel Thymian
1 Kaffeelöffel Gemüsekonzentrat
Diätsalz und Pfeffer
2 Gemüsebrühewürfel, in 1½ l Wasser aufgelöst

ZUBEREITUNG
Gemüse putzen und schneiden; mit den Gewürzen und der Brühe zum Kochen bringen, ½ bis 1 Stunde kochen.
Mit Diätsalz und Pfeffer abschmecken.

Ca. 150 kcal/Portion

Gefüllte Tomaten mit Tomatensauce

2 Portionen

4 Tomaten
50 g Champignons
1 Knoblauchzehe, zerdrückt
100 g gekochter Vollkornreis
1 Eßlöffel Petersilie, gehackt
1 Eßlöffel Basilikum, gehackt
75 g Hüttenkäse
Diätsalz und Pfeffer
1 Eßlöffel Tomatenmark
2 Eßlöffel Milch

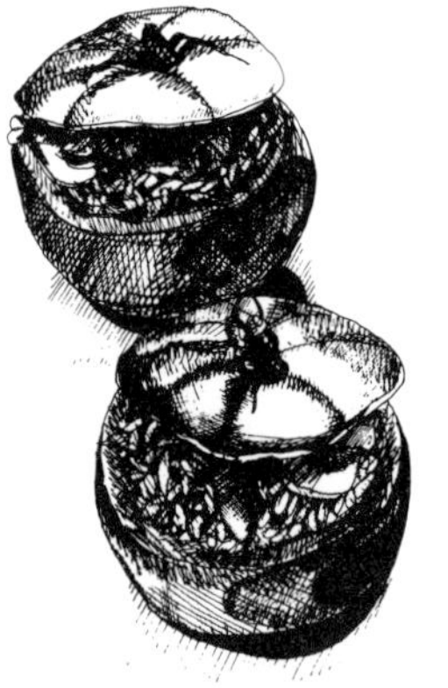

Tomatensauce
1 Zwiebel, geschnitten
2 Knoblauchzehen, zerdrückt
4 Tomaten, gehackt
3 Eßlöffel Tomatenmark
75 g Magerjoghurt
Diätsalz und Pfeffer
künstlicher Süßstoff
Schnittlauch, gehackt

ZUBEREITUNG DER TOMATEN
Jede Tomate wie ein Frühstücksei oben aufschneiden und das Innere mit einem Löffel herausnehmen.
Die Champignons kurz in Milch dünsten, dann Reis, Tomatenmasse, Tomatenmark, Hüttenkäse, Küchenkräuter, Salz und Pfeffer dazugeben und das Ganze wieder in die Tomaten füllen.

ZUBEREITUNG DER SAUCE
Alle Zutaten in einem Mixer pürieren, abschmecken und in einer Pfanne erwärmen. Die Sauce mit Schnittlauch garnieren und beim Servieren über die Tomaten gießen.

Ca. 185 kcal/Portion (Tomaten)
Ca. 75 kcal/Portion (Sauce)

Maisratatouille

4 Portionen

1 Aubergine (Melanzani), gewürfelt
1 Paprika, geschnitten
2 Zucchini, grobgeschnitten
3 Tomaten, feingeschnitten
1 Knoblauchzehe, zerdrückt
100 g Mais aus der Dose
2 Lorbeerblätter
Diätsalz und Pfeffer
25 g Nüsse
1 Kaffeelöffel Rosmarin, gehackt
Etwas Brühe

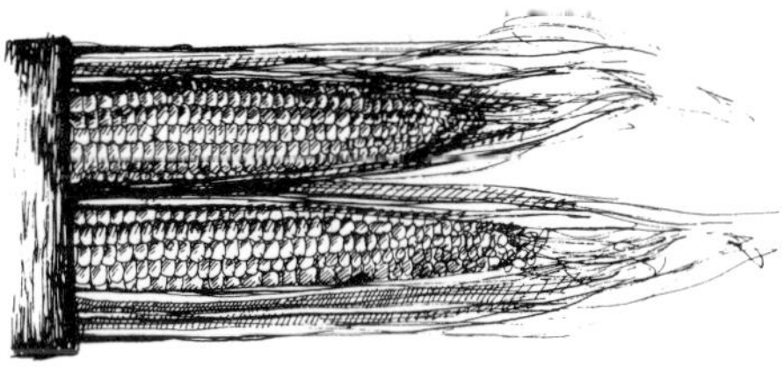

ZUBEREITUNG
Die Auberginenwürfel mit Salz bestreuen und 30 Minuten liegen lassen, dann abschwemmen und ausdrücken, bis sie trocken sind. Die Zwiebel-, Paprika- und Tomatenstücke mit dem zerdrückten Knoblauch in etwas Brühe dünsten. Auberginen- und Zucchinistücke, Mais, Lorbeerblätter, Rosmarin, Diätsalz und Pfeffer dazurühren, zudecken und weitere 10 Minuten dünsten.
Die Nüsse beifügen, abschmecken und das Ratatouille mit Petersilie garnieren.

Ca. 110 kcal/Portion

Blumenkohl (Karfiol) überbacken

4 Portionen

1 Blumenkohl (Karfiol)
175 g Hüttenkäse
175 g Magerjoghurt
1 Eßlöffel Vollkornmehl
40 g Paniermehl
1 Kaffeelöffel gemischte Küchenkräuter, gehackt
5 Eßlöffel Magermilch
2 Kaffeelöffel Gemüsekonzentrat
Diätsalz und Pfeffer

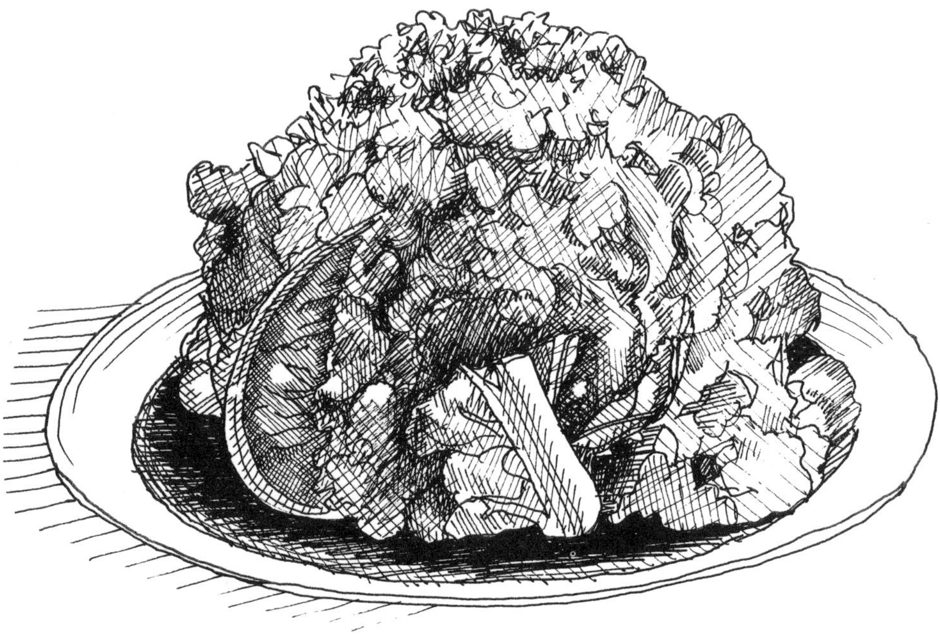

ZUBEREITUNG

Die Blumenkohlstücke in Salzwasser 10 Minuten kochen und in einer feuerfesten Schüssel warmhalten.
Hüttenkäse, Joghurt, Mehl, Paniermehl, Gewürze, Magermilch, Salz und Pfeffer verrühren und über die Blumenkohlstücke gießen.
Ca. 10 Minuten backen (180°C/Gas 4).

Ca. 200 kcal/Portion

oben: Avocado mit Shrimps (siehe Seite 16)
unten: Kressesuppe (siehe Seite 20)

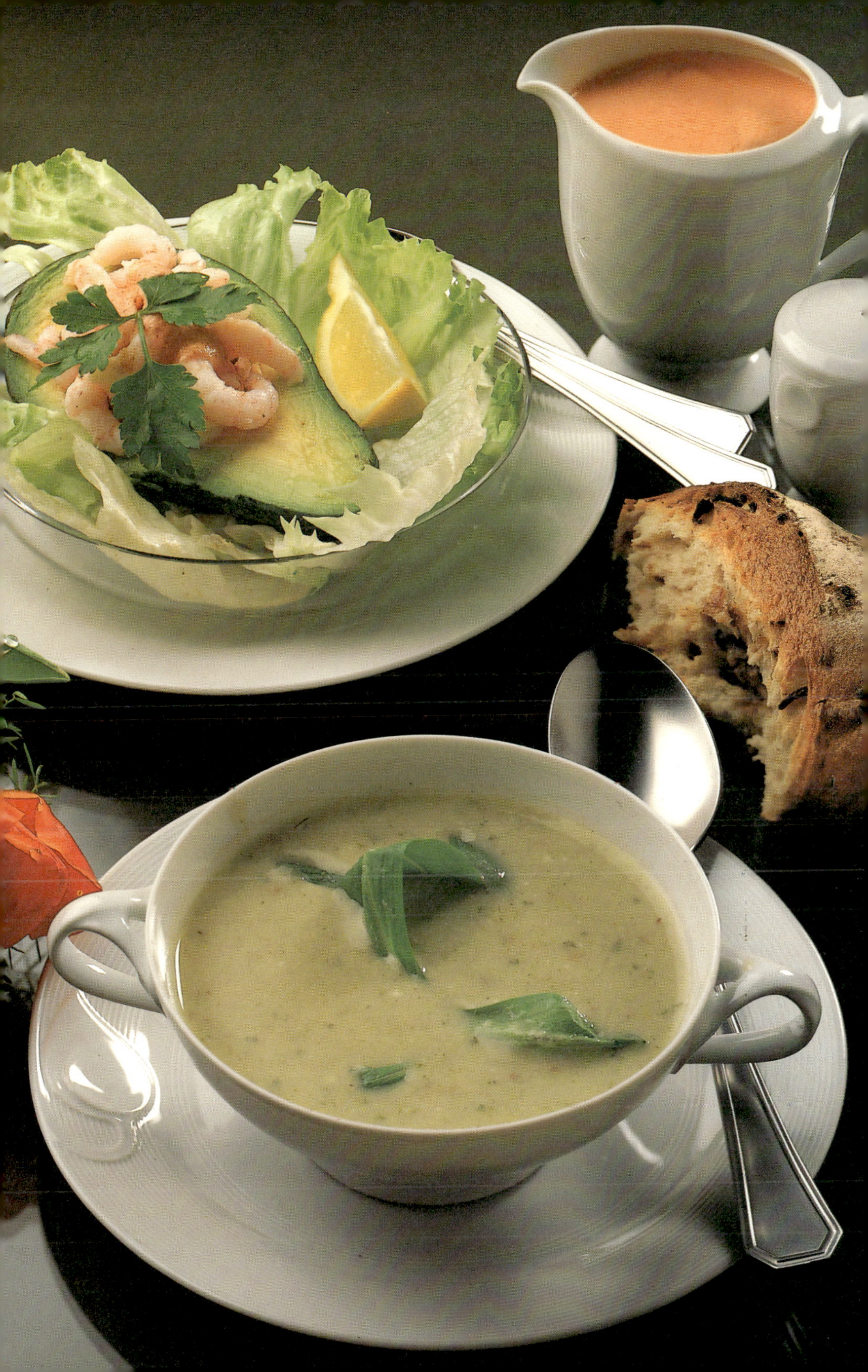

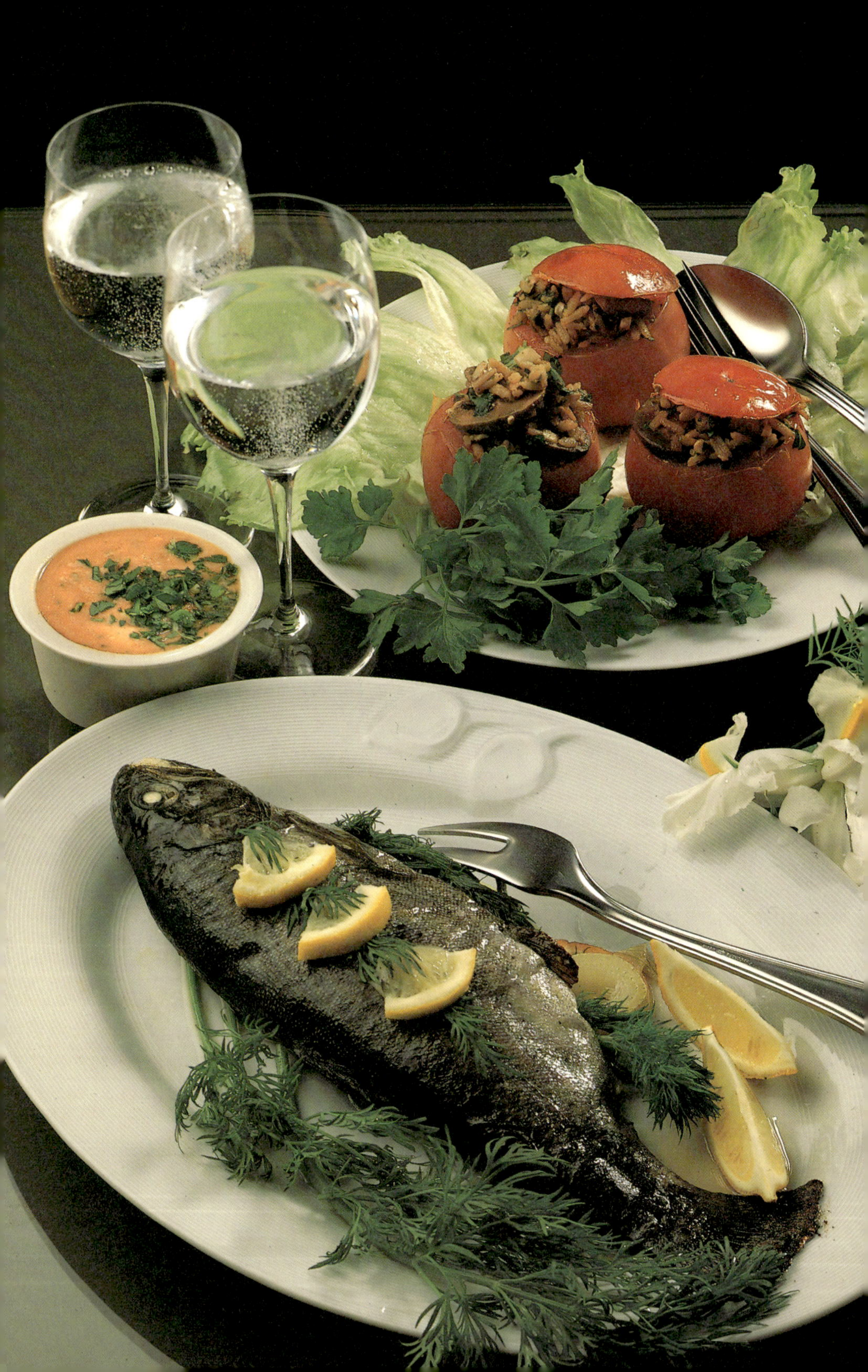

Blumenkohl (Karfiol) mit Makkaroni

4 Portionen

1 Blumenkohl, in Röschen zerteilt
350 g Vollkornmakkaroni
1 Knoblauchzehe, zerdrückt
300 ml Tomatensauce (siehe Rezept für Tomatensauce S. 30)
Diätsalz und Pfeffer
12 grüne Oliven
1 Eßlöffel Petersilie, gehackt

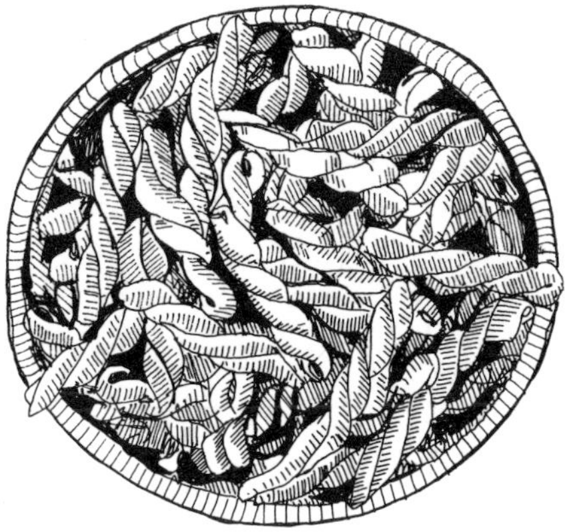

ZUBEREITUNG
Die Blumenkohlröschen 5 Minuten in kochendes Salzwasser legen.
Makkaroni in Salzwasser „al dente" kochen.
Tomatensauce mit dem Knoblauch erwärmen, über die mit den Makkaroni gemischten Blumenkohlröschen gießen und mit Petersilie und den grünen Oliven garnieren.

Ca. 340 kcal/Portion

Spinatlasagne

5 Portionen

225 g Vollkornlasagne
225 g Spinat
225 g Hüttenkäse
1 Ei, verquirlt
1 Knoblauchzehe, zerdrückt
1 Zwiebel, feingeschnitten
1 Eßlöffel Basilikum, gehackt
25 g Parmesankäse, gerieben
Diätsalz und Pfeffer
2 Kaffelöffel Gemüsekonzentrat
2 Eßlöffel Magerjoghurt

oben: Gefüllte Tomaten mit Tomatensauce (siehe Seite 30)
unten: Forelle „En Papillote" (siehe Seite 56)

ZUBEREITUNG
Die Lasagne in kochendem Salzwasser weichkochen und in kaltem Wasser abspülen.
Den gewaschenen Spinat mit ganz wenig Wasser bei starker Hitze dünsten, dann abgießen und den Spinat mit Zwiebel, Basilikum und Knoblauch vermischen.
Hüttenkäse mit Ei, Joghurt, Gemüsekonzentrat, Salz und Pfeffer mischen. Lasagne, Spinat und Hüttenkäsemischung je in 2 Portionen teilen. Eine leicht gefettete, feuerfeste Form schichtenweise mit Lasagne, Spinat und Käse belegen. Schichten wiederholen und das Ganze mit Parmesan bestreuen. Ca. 30 Minuten bei 180° C/Gas 5 backen.

Ca. 200 kcal/Portion

Auberginen (Melanzani) mit Joghurt

4 Portionen

2 Auberginen (Melanzani), in Stücke geschnitten
2 Zwiebeln, feingeschnitten
2 Knoblauchzehen, zerdrückt
150 g Tomaten
2 Zucchini, in mittelgroße Stücke geschnitten
150 g Magerjoghurt
1 Eßlöffel Tomatenmark
Diätsalz und Pfeffer
Je 1 Eßlöffel Thymian und Majoran
Etwas Brühe

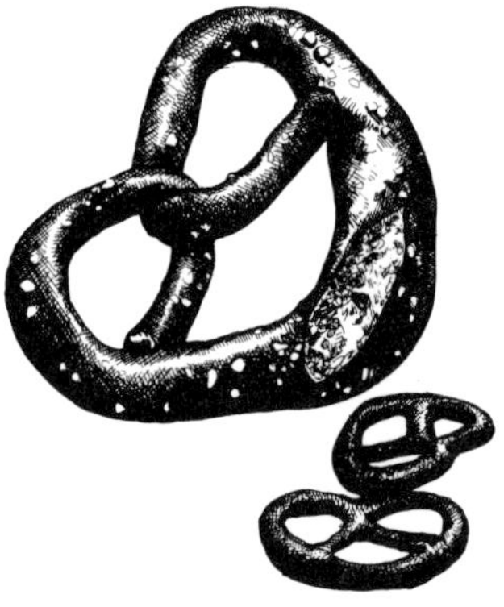

ZUBEREITUNG
Auberginenscheiben mit Salz bestreuen und 30 Minuten ziehen lassen, dann abschwemmen und ausdrücken, bis sie trocken sind. Tomatenmark mit etwas Brühe verdünnen und mit Zwiebeln, Knoblauch, Tomaten- und Zucchinistükken, Salz, Pfeffer und Gewürzen 5 Minuten dünsten.
Die Auberginen, die Tomatenmischung und das Joghurt je in zwei Portionen teilen und in dieser Reihenfolge schichtenweise eine leicht gefettete, feuerfeste Form füllen.
40 bis 50 Minuten bei 180° C/Gas 4 backen.

Ca. 100 kcal/Portion

Bananenreis

6 Portionen

3 Bananen, in Scheiben geschnitten
75 g Erdnüsse
50 g Mais
25 g Rosinen
1 Prise Zimt
Künstlicher Süßstoff
50 g Sesamsamen
225 g Vollkornreis
2–3 Eßlöffel Gemüsekonzentrat
2 Zwiebeln, feingehackt
1 Paprikaschote, gehackt
1 Eßlöffel Basilikum
1 Eßlöffel Thymian
Diätsalz und Pfeffer

ZUBEREITUNG
Reis mit 600 ml Brühe in einen Dampfkochtopf gießen, Sesamsamen, Rosinen, Zimt, Gewürze, Diätsalz und Pfeffer dazurühren und den Kochtopf schließen.
Nach einmaligem Aufkochen 30 Minuten dünsten, dann den Druck ablassen und Mais, Nüsse, Bananenscheiben und etwas Süßstoff dazugeben.
Gründlich erwärmen und abschmecken.

Ca. 310 kcal/Portion

Quiche Lorraine mit Möhren (Karotten)

4 Portionen

Teig
75 g Vollkornmehl
25 g Sojamehl
50 g Magerquark (Topfen)
Diätsalz
Wasser

Füllung
100 g Möhren (Karotten), gerieben
50 g Hüttenkäse
100 g Magerquark (Topfen)
4 Eßlöffel Magerjoghurt
½ Kaffeelöffel geriebene Muskatnuß
Diätsalz und Pfeffer
Petersilie

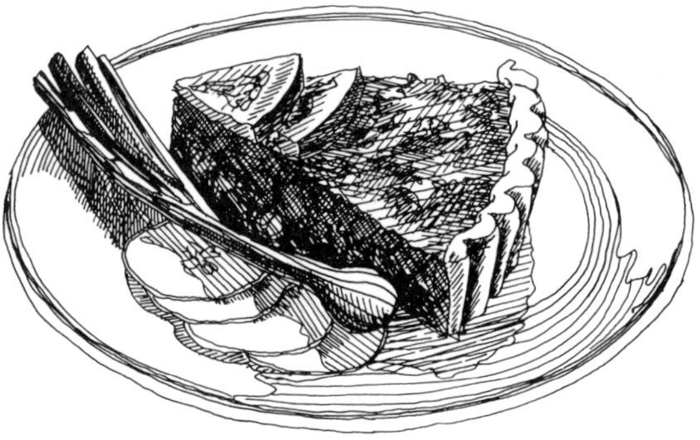

ZUBEREITUNG DES TEIGES
Quark, Mehl und Salz verreiben, mit Wasser zu einem Teig kneten, ausrollen und eine leicht gefettete, runde Kuchenform auslegen.

ZUBEREITUNG DER FÜLLUNG
Geriebene Möhren in Salzwasser kurz weichkochen, abseihen und mit Quark und Hüttenkäse vermischen. Joghurt, Muskatnuß, Salz, Pfeffer und reichlich Petersilie dazurühren und abschmecken.
Die Füllung gleichmäßig über den Teig verteilen und bei 180° C/Gas 4 25 Minuten backen.

Ca. 170 kcal/Portion

Gefüllte Bratkartoffel

1 Portion

1 große Kartoffel mit Füllung

Die Kartoffelschale enthält wertvolle Vitamine und Ballaststoffe.

Ca. 150 kcal/Kartoffel ohne Füllung

Tofu- und Spinatfüllung

4 Portionen

225 g Spinat
1 Zwiebel, feingeschnitten
100 g Tofu (Sojamolke)
2 Tomaten, gehackt
25 g Sesamsamen
50 g Hüttenkäse

25 g Mandelsplitter
Diätsalz und Pfeffer

ZUBEREITUNG
Sesamsamen und Mandelsplitter kurz anrösten. Spinat mit wenig Wasser dünsten, klein schneiden und leicht salzen.
Tofu und Zwiebel mit etwas Brühe kurz dünsten, Tomatenstücke, Spinat, Mandeln, Sesamsamen, Diätsalz und Pfeffer dazurühren und mit Hüttenkäse abschmecken.
Die Füllung auf 4 Kartoffeln aufteilen.

Ca. 170 kcal/Portion

Champignon- und Olivenfüllung

4 Portionen

100 g Champignons
12 gefüllte Oliven
50 g Magerjoghurt
Diätsalz und Pfeffer
Etwas Brühe

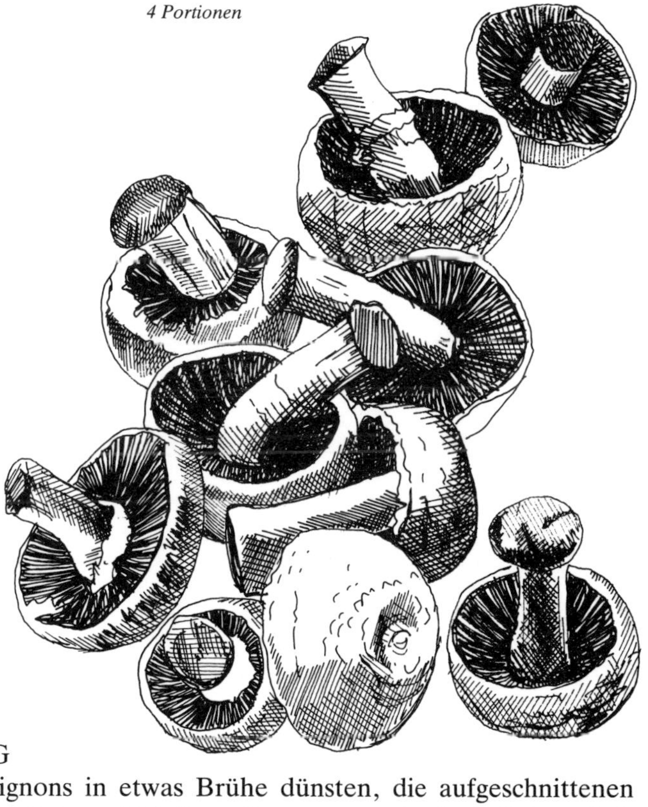

ZUBEREITUNG
Geschnittene Champignons in etwas Brühe dünsten, die aufgeschnittenen Oliven dazurühren, mit Salz und Pfeffer würzen und auf 4 Kartoffeln aufteilen. Mit Joghurt garnieren.

Ca. 100 kcal/Portion

Tomaten- und Bohnenfüllung

4 Portionen

1 Zwiebel
1 grüne Paprikaschote
1 Selleriestange
50 g Magerjoghurt
4 Tomaten
275 g gekochte Bohnen
1–2 Kaffeelöffel Chilipulver
Diätsalz und Pfeffer

ZUBEREITUNG
Zwiebel-, Paprika- und Selleriescheiben in etwas Brühe dünsten. Die Tomaten schälen und aufschneiden und zusammen mit den Bohnen, Chilipulver, Diätsalz und Pfeffer zu den Zwiebeln dazurühren und 30 Minuten dünsten. Joghurt dazurühren und abschmecken.
Auf 4 Kartoffeln verteilen.

Ca. 200 kcal/Portion

Zwiebel- und Sojafüllung

2 Portionen

2 Zwiebeln, geschnitten
2 Eßlöffel fertiggekochte Sojafleischstücke
½ Knoblauchzehe, zerdrückt
2 Kaffeelöffel Basilikum
Etwas Brühe

ZUBEREITUNG
Zwiebeln und Knoblauch mit etwas Brühe erwärmen. Basilikum und Sojafleisch dazurühren und mit Salz und Pfeffer abschmecken.
Die Füllung reicht für zwei Kartoffeln.

Ca. 160 kcal/Portion

Sonnenblumenkernlaibchen

4 Portionen

100 g Sonnenblumenkerne, gemahlen
100 g Paniermehl
2 Kaffeelöffel Basilikum, gehackt
1 Kaffeelöffel Thymian, gehackt
Diätsalz und Pfeffer
2 Zwiebeln, feingeschnitten
1 Knoblauchzehe, zerdrückt
50 g Vollkornmehl
150 ml Brühe

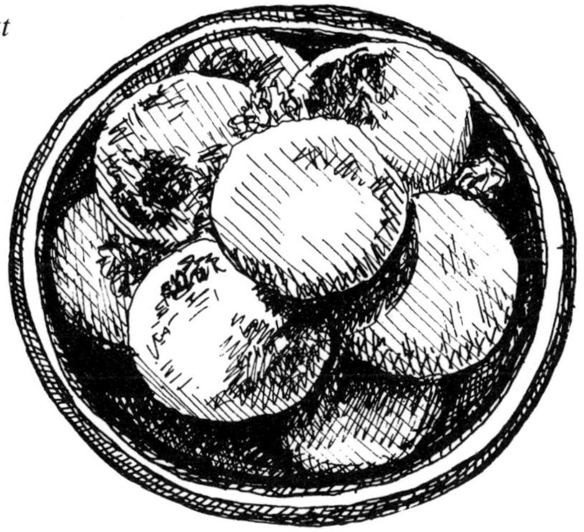

ZUBEREITUNG
Sonnenblumenkerne, Paniermehl, Gewürze, Zwiebeln, Knoblauch, Diätsalz und Pfeffer zusammen verrühren und 150 ml Brühe darübergießen.
Mit bemehlten Händen 4 große (oder 8 kleine) Laibchen formen.
Das Mehl mit Diätsalz und Pfeffer würzen, die Laibchen darin wenden und auf ein Backblech legen.
Mit Brühe bestreichen und 30 Minuten backen (180° C/Gas 4).

Ca. 250 kcal/Portion

Tomaten und Zwiebeln im Rohr

5 Portionen

275 g Bohnen
4 Zwiebeln, geschnitten
450 g Tomaten, geschnitten
3 Eßlöffel Basilikum, gehackt
1 Knoblauchzehe, zerdrückt
Diätsalz und Pfeffer
50 g Paniermehl
Etwas Brühe

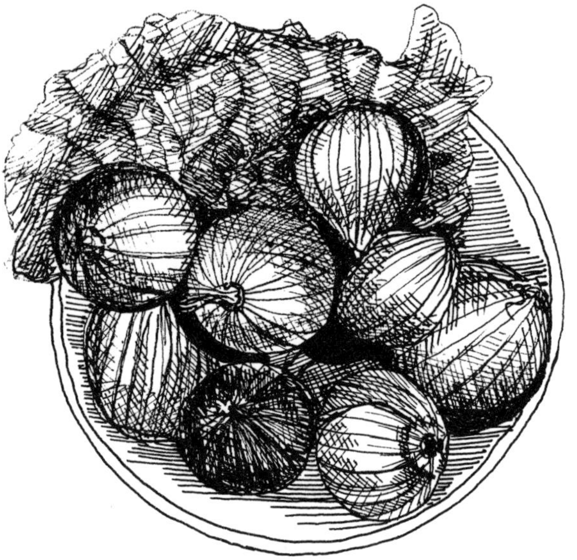

ZUBEREITUNG
Die Bohnen in siedendem Salzwasser 20 Minuten kochen. Die Zwiebelscheiben in etwas Brühe dünsten. Zwiebelstücke, Bohnen und Tomatenstücke je in zwei Portionen teilen und in dieser Reihenfolge in eine feuerfeste Form einfüllen, mit der Hälfte des Basilikums, mit Diätsalz und Pfeffer würzen und die Schichten wiederholen. Mit Paniermehl bestreuen. 20 Minuten bei 200° C/ Gas 6 backen.

Ca. 85 kcal/Portion

Tomaten und Zwiebeln mit Fisch

6 Portionen

Die Zutaten sind dieselben wie beim Rezept von „Tomaten und Zwiebeln im Rohr“, S. 41, unter Zusatz von
275 g Schollenfilet
½ Zitrone, feingeschnitten

ZUBEREITUNG
Den Fisch mit den Zwiebeln dünsten, mit Salz und Pfeffer würzen und in der feuerfesten Form die Zwiebel-Fisch-Schichte mit einigen Zitronenscheiben belegen.
Backen wie oben.

Ca. 130 kcal/Portion

Cremespinat

2 Portionen

200 g Spinat, gehackt
200 g Kartoffeln
100 g Magerquark (Topfen)
100 g Mais aus der Dose
Diätsalz und Pfeffer
Petersilie
Origano
Thymian
1 Knoblauchzehe

ZUBEREITUNG
Die Kartoffeln weichkochen und mit einer Gabel pürieren. Mit Diätsalz, Pfeffer und 1–2 Eßlöffeln Milch abschmecken. Spinat waschen, bei starker Hitze kurz dünsten und mit dem Kartoffelpüree vermischen. Quark, Mais und Gemüse dazurühren und abschmecken.
Serviervorschlag: Als Schnellimbiß auf Toast.

Ca. 240 kcal/Portion

Gemüsecurry

4 Portionen

2 Möhren (Karotten), kleingeschnitten
1 Kartoffel, kleingeschnitten
½ Blumenkohl (Karfiol), in Röschen zerteilt
2 Tomaten, geschnitten
50 g frische oder gefrorene Erbsen
100 g Sellerieknollen
1 grüne Paprikaschote, feingehackt
1 Kaffeelöffel Safran
2 Kaffeelöffel Neugewürz
2 Kaffeelöffel Currypulver
1 Kaffeelöffel Senfkörner
1 Knoblauchzehe, zerdrückt
25 g Erdnüsse
Diätsalz und Pfeffer

75 g Sonnenblumenkerne, zerstoßen
150 g Magerjoghurt
Etwas Brühe

ZUBEREITUNG

Gemüse putzen und schneiden. Möhren, Kartoffel und Sellerieknollen kurz in siedendem Salzwasser kochen.

Zwiebel, Knoblauch, Paprikaschote und Gewürze in etwas Brühe dünsten, das Gemüse mit noch etwas Brühe dazugeben und weitere 10 Minuten dünsten. Erdnüsse und Sonnenblumenkerne hineinrühren, vom Feuer nehmen und mit Joghurt abschmecken.

Ca. 225 kcal/Portion

Hauptspeisen mit Huhn oder Fisch

Soja- oder Hühnercurry

4 Portionen

*½ kg Sojawürfel**
oder ½ kg Hühnerfleisch, gewürfelt
1 große Zwiebel, feingehackt
2 Knoblauchzehen, zerdrückt
½ l Hühnerbrühe
1 gehäufter Eßlöffel Gemüsekonzentrat
2 Kaffeelöffel Currypulver
½ Kaffeelöffel Chilipulver
1 Eßlöffel Vollkornmehl
1 Eßlöffel Sonnenblumenkerne, gemahlen
4 Tropfen flüssiger Süßstoff

ZUBEREITUNG
Das Gemüsekonzentrat in heißem Wasser auflösen.
In einem Dampfkochtopf Zwiebel und Knoblauch mit etwas Brühe erhitzen. Dann entweder die Sojawürfel oder die Hühnerstücke dazugeben und unter häufigem Umrühren weitere 5 Minuten kochen. Die Hühnerbrühe dazugießen, Curry- und Chilipulver darüberstreuen und den Kochtopf schließen. Aufkochen lassen und dann auf kleinem Feuer 30 Minuten kochen.
Den Kochtopf vorsichtig öffnen und die Sonnenblumenkerne, den Süßstoff und das Mehl hineinstreuen.
Umrühren, bis die Sauce genügend eingedickt ist.
Serviervorschlag: Mit Vollkornreis und einem grünen Salat.

Ca. 380 kcal/Portion Sojacurry
Ca. 240 kcal/Portion Hühnercurry

* *Gewicht des fertigen Produkts, wie auf der Packung angegeben (die getrockneten Sojawürfel wiegen viel weniger).*

Obst- und Gemüsespieße

4 Portionen

2 dicke Scheiben Vollkornbrot, gewürfelt
1 große Petersilienwurzel, gewürfelt
425 g Ananasstücke in natürlichem Saft (1 Dose)
3 feste Bananen, in grobe Scheiben geschnitten
3 Zucchini, in grobe Scheiben geschnitten
1 große grüne Paprikaschote, in Stücke geschnitten
100 g kleine Champignons
350 g kleine Tomaten
4 Lorbeerblätter
Diätsalz und Pfeffer
1/8 l Gemüsebrühe

ZUBEREITUNG
Alle Zutaten putzen, schneiden und dann bunt vermischt auf 12 kleine Spieße auffädeln, mit der Gemüsebrühe bestreichen und mit Diätsalz und Pfeffer würzen. Die Spieße auf eine Backfolie legen, mit Brühe bestreichen und im Grill bei mittlerer Hitze 10 Minuten lang grillen.
Darauf achten, daß das Obst nicht anbrennt.

Ca. 200 kcal/Portion

Hühnerspieße

4 Portionen

300 g Hühnerfleisch, gewürfelt
1 grüne Paprikaschote, gewürfelt
100 g kleine Champignons
350 g kleine Tomaten
2 mittelgroße Zwiebeln, in große Stücke geschnitten
3 Zucchini, in dicke Scheiben geschnitten
1 Kaffeelöffel gemischte, getrocknete Küchenkräuter
Diätsalz und Pfeffer
1/8 l Hühnerbrühe
4 Lorbeerblätter

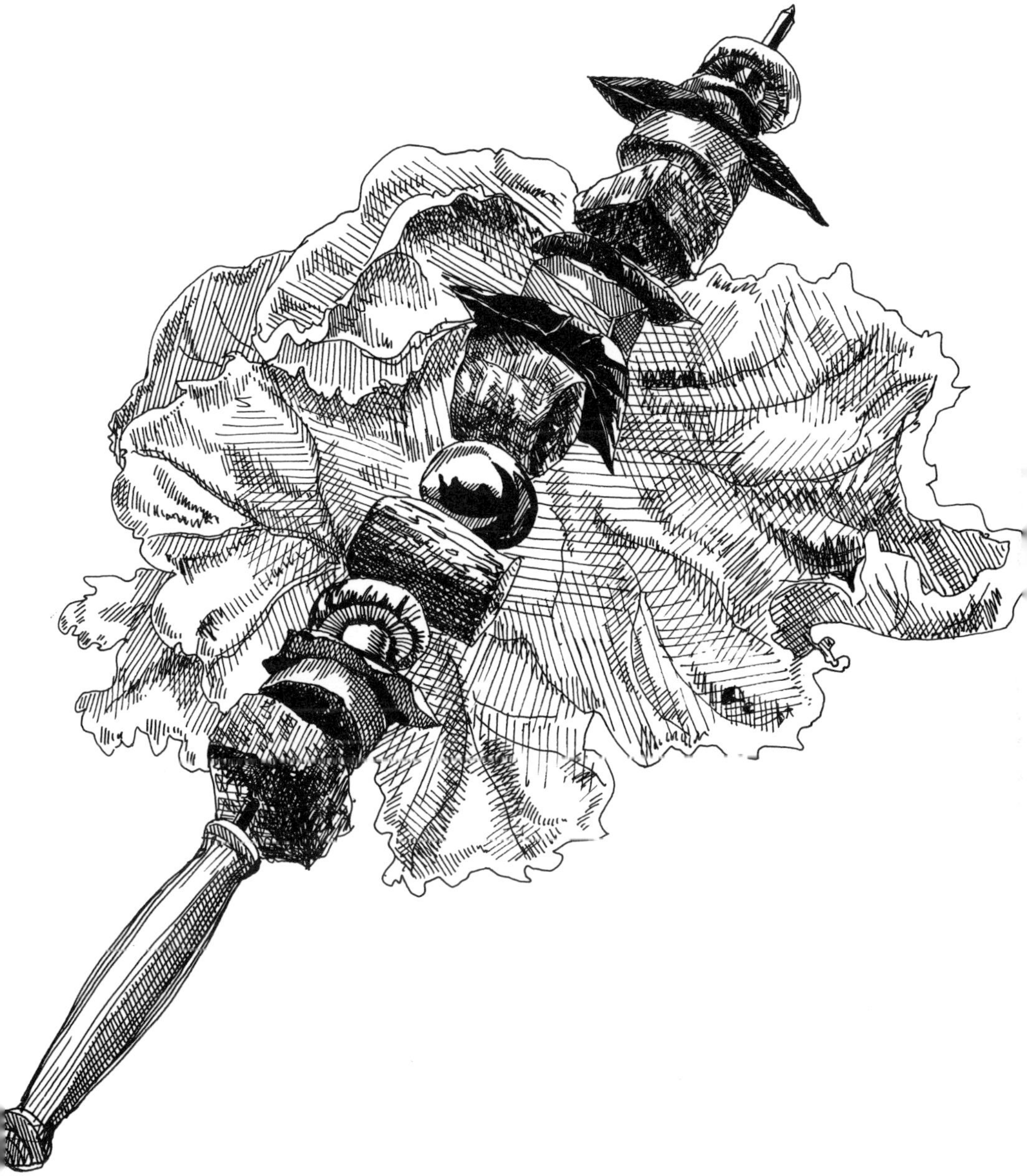

ZUBEREITUNG

Das Fleisch in der Brühe 10 Minuten lang dünsten. Das gedünstete Fleisch mit dem Gemüse bunt vermischt auf 12 Spieße auffädeln – die Brühe dabei aufheben. Die Spieße auf eine Backfolie legen, mit der Brühe bestreichen und bei mittlerer Hitze 10 Minuten lang grillen.

Ca. 160 kcal/Portion

Fischspieße

4 Portionen

300 g Seelachs-, Kabeljau- oder Karpfenstücke
12 Sardinen
1 grüne Paprikaschote, gewürfelt
100 g kleine Champignons
350 g kleine Tomaten
2 mittelgroße Zwiebeln, in große Stücke geschnitten
3 Zucchini, in dicke Scheiben geschnitten
1 Kaffeelöffel gemischte, getrocknete Küchenkräuter
Diätsalz und Pfeffer
1/8 l Hühnerbrühe
4 Lorbeerblätter
1 Eßlöffel Zitronensaft – zum Würzen der Spieße

ZUBEREITUNG
Die Fischstücke 5–10 Minuten lang in der Brühe dünsten, dann mit den Gemüsestücken bunt vermischt auf 12 Spieße auffädeln (Brühe aufheben).
Die Spieße auf eine Backfolie legen, mit Brühe bestreichen, mit Salz, Pfeffer und Zitronensaft würzen und bei mittlerer Hitze 10 Minuten lang grillen.

Ca. 225 kcal/Portion

Bohnen- und Hühnereintopf

6 Portionen

350 g Hühnerfleisch
1 große Zwiebel, in Scheiben geschnitten
1 Eßlöffel Vollkornmehl
1/4 l Hühnerbrühe
2 Kaffeelöffel Tomatenmark
1 Kaffeelöffel gemischte, getrocknete Küchenkräuter
oder

1 Eßlöffel frische Küchenkräuter, gehackt
425 g Feuerbohnen (1 Dose)
Diätsalz und Pfeffer

ZUBEREITUNG
Die Haut vom Hühnerfleisch entfernen und die Fleischstücke mit den Zwiebelscheiben in ⅛ l Brühe dünsten.
Das Mehl mit etwas Brühe verrühren und nach 10 Minuten zum Fleisch dazugeben.
Aufkochen. Feuerbohnen, Tomatenmark und Küchenkräuter hineinrühren und die Hitze reduzieren.
Diätsalz und Pfeffer dazugeben und ½ bis 1 Stunde zugedeckt dünsten, bis das Hühnerfleisch ganz zart ist.

Ca. 275 kcal/Portion

Tofu Chop Suey

4 Portionen

1 Zwiebel, feingehackt
1 grüne Paprikaschote, gehackt
¼ mittelgroßer Weißkohl, klein geschnitten
100 g Champignons, in Scheiben geschnitten
½ Bund Kresse
1 Eßlöffel Maismehl
5–10 Tropfen Süßstoff
1 Eßlöffel Sojasauce
ca. ⅛ l Hühnerbrühe
100 g Tofu, grobgeschnitten
100 g Bohnensprossen

ZUBEREITUNG
Maismehl, Sojasauce, Süßstoff und Hühnerbrühe in einer Schüssel verrühren.
Zwiebel und Paprikaschote mit etwas Brühe auf kleiner Flamme erhitzen.
Nach etwa 5 Minuten Tofu, Weißkohl, Kresse, Champignons, Bohnensprossen und die Sojasaucemischung dazurühren und dünsten, bis die Sauce genügend eingedickt ist.

Ca. 70 kcal/Portion

Hühner Chop Suey

4 Portionen

1 Zwiebel, feingeschnitten
1 grüne Paprikaschote, geschnitten
¼ mittelgroßer Weißkohl, feingeschnitten
100 g Champignons, in Scheiben geschnitten
½ Bund Kresse
1 Eßlöffel Maismehl
1 Eßlöffel Sojasauce
5–10 Tropfen Süßstoff
ca. ⅛ l Hühnerbrühe
200 g Hühnerfleisch, gewürfelt
100 g Bohnensprossen

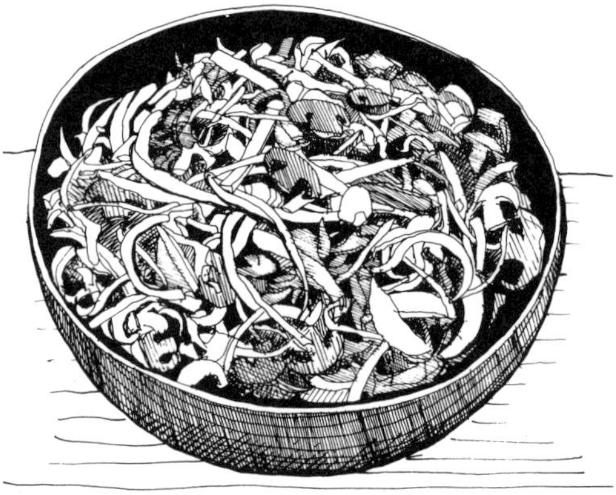

ZUBEREITUNG
Maismehl, Sojasauce, Süßstoff und Hühnerbrühe in einer Schüssel verrühren. Zwiebel-, Paprika- und Hühnerstücke mit etwas Brühe erhitzen. Nach etwa 10 Minuten Weißkohl, Kresse, Champignons, Bohnensprossen und die Maismehlmischung dazurühren und dünsten, bis die Sauce genügend eingedickt ist.

Ca. 132 kcal/Portion

Paella

10 Portionen

100 g Krabbenfleisch
12 Miesmuscheln
2 große Zwiebeln, feingehackt (in 2 Portionen geteilt)
4 Eßlöffel Petersilie, feingehackt
⅛ l Hühnerbrühe
1 ganzes Huhn

oben: Gemischter Salat (siehe Seite 69)
unten: Fischspieße (siehe Seite 48)

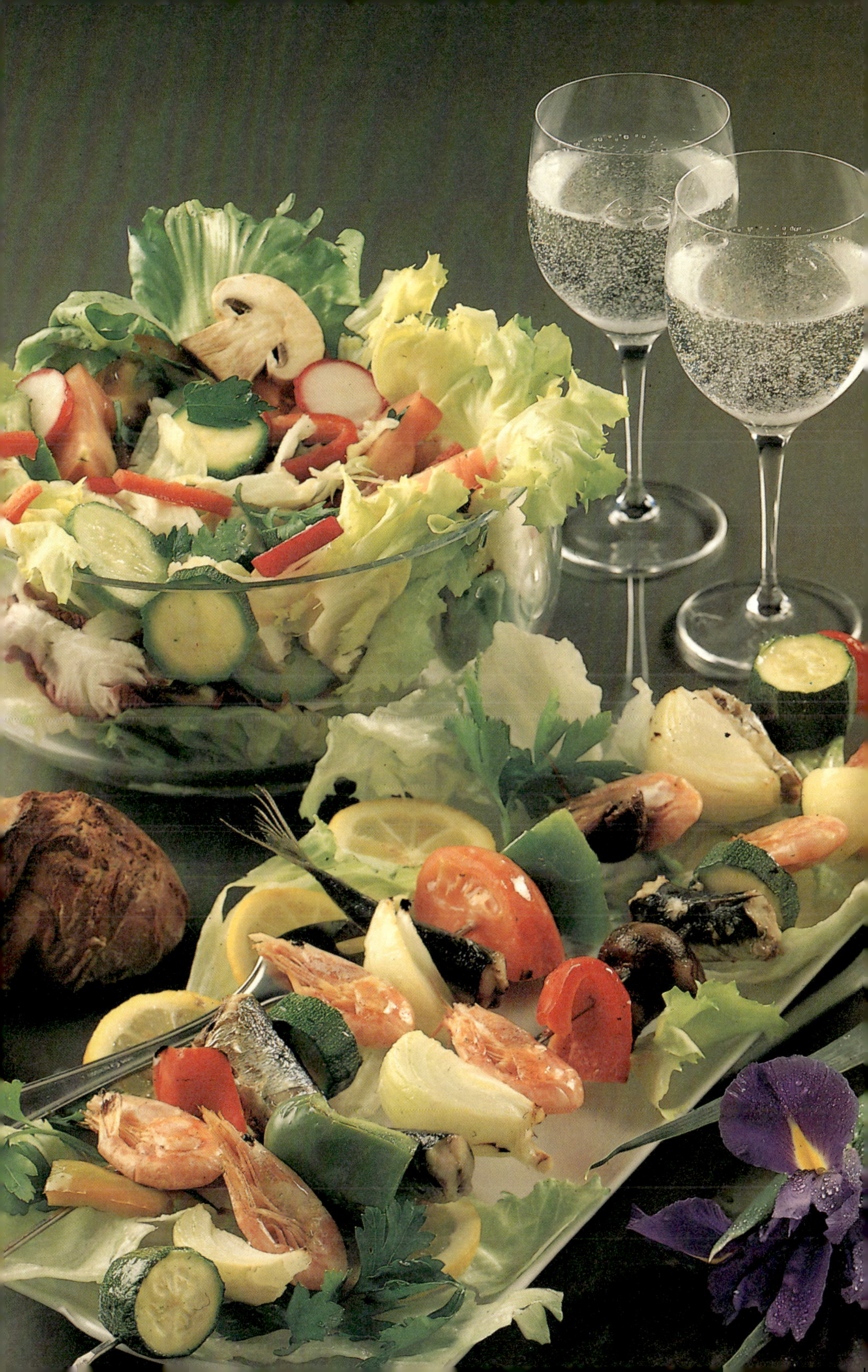

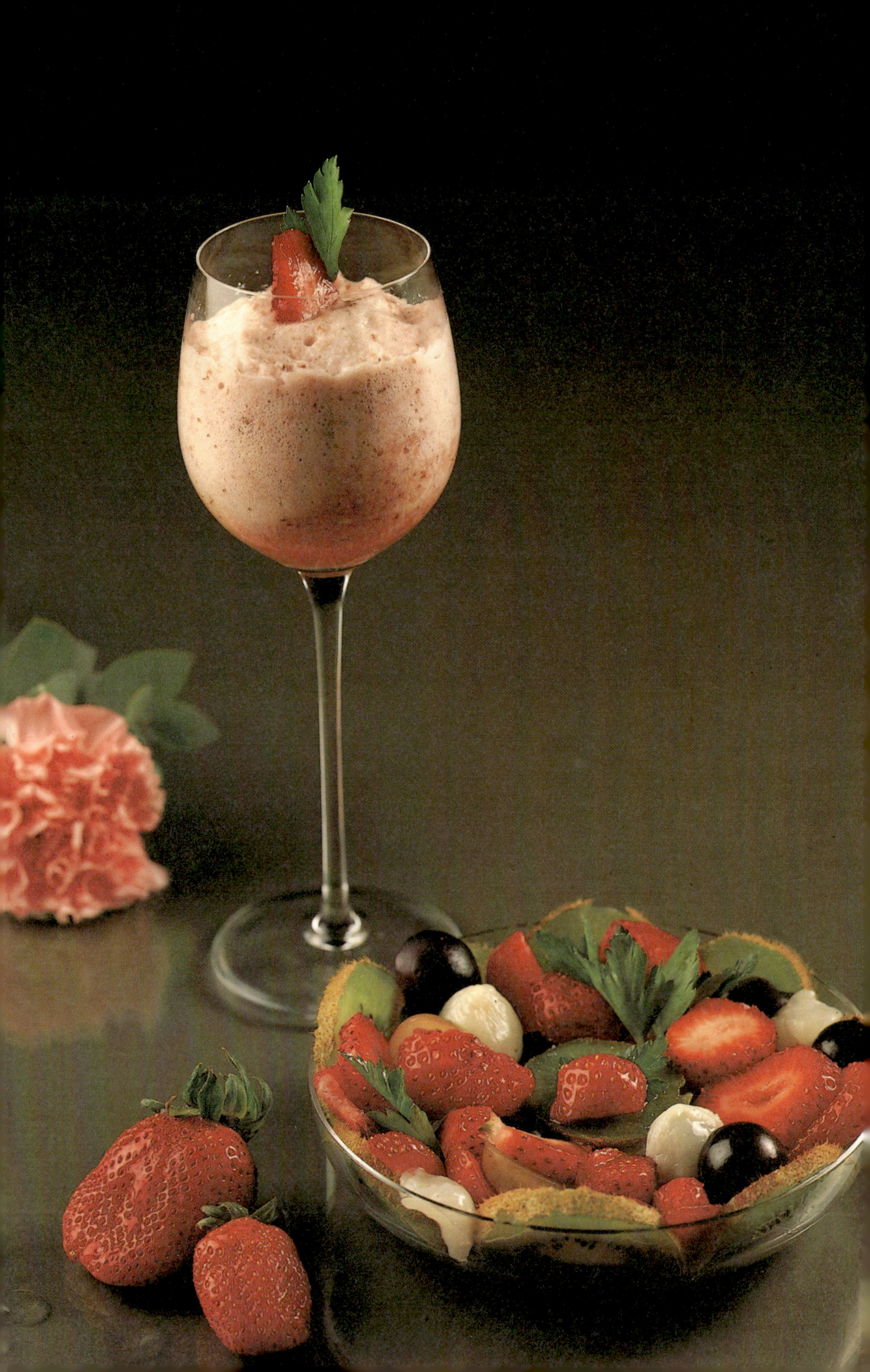

225 g Truthahnfleisch, gewürfelt
225 g Sojafleisch (wenn möglich mit Schinkengeschmack)
8 große Garnelen
1 große Zucchini, in Scheiben geschnitten
4 Knoblauchzehen, zerdrückt
5 große Tomaten, enthäutet und geschnitten
5 Tomaten aus der Dose, der Länge nach geschnitten
Diätsalz und Pfeffer
¼ Kaffeelöffel Cayennepfeffer
½ Kaffeelöffel Safran
½ l Hühnerbrühe
1 Eßlöffel Thymian, frischgehackt
1 l Brühe

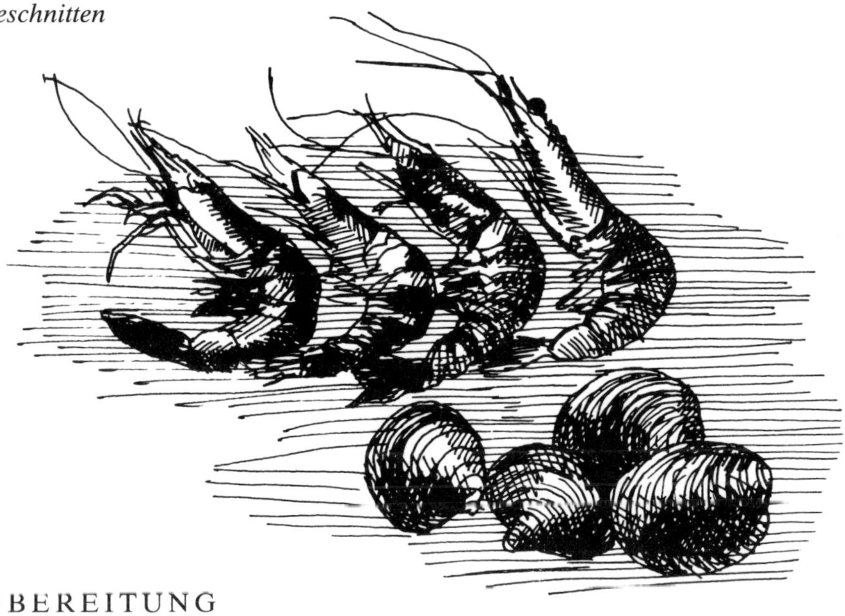

ZUBEREITUNG

Das Huhn abspülen, Haut, Fett und Innereien entfernen. Das Fleisch in etwa 10 Stücke teilen.

Die Muscheln in ca. ⅛ l Brühe bis zum Öffnen dünsten. Die Muscheln herausnehmen und Petersilie, eine Portion Zwiebel und die Hühner-, Truthahn- und Krabbenstücke sowie die Garnelen in derselben Brühe etwa 10 Minuten lang zugedeckt kochen.

Huhn, Garnelen, Krabben und Truthahn zu den Muscheln dazugeben und in derselben Brühe die zweite Portion Zwiebeln mit dem Knoblauch dünsten. Tomaten dazugeben, Fleisch, Garnelen, Krabben und Muscheln wieder zur Brühe zurückgeben und mit Salz, Pfeffer und Cayennepfeffer würzen. Jetzt Reis, Zucchini, Safran, Thymian und noch reichlich Petersilie hineinrühren und mit 1 l Brühe übergießen. 30 bis 40 Minuten bei mäßiger Hitze dünsten, bis der Reis fertig ist.

Ca. 400 kcal/Portion

Oben: Erdbeerschaum (siehe Seite 77)
Unten: Sommerobstsalat (siehe Seite 75)

2 Portionen

2 Hühnerkeulen
225 g Bohnen in Tomatensauce (aus der Dose)
1 Kaffeelöffel Currypulver
1/8 l Hühnerbrühe

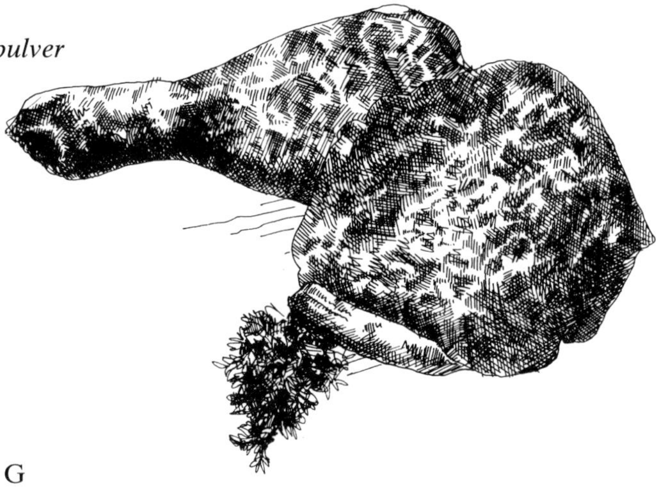

ZUBEREITUNG
Die Hühnerkeulen in der Brühe ca. 20 Minuten lang dünsten und dann unter dem Grill bis zum Knusprigwerden grillen. Die Bohnen in der Tomatensauce mit dem Currypulver erwärmen und dann auf einem Teller mit den Hühnerkeulen und einem Salat servieren.

Ca. 250 kcal/Portion

Fischspeisen

Kabeljau mit Dill

4 Portionen

570 g Kabeljaufilets
¼ l Magermilch
2 Kaffeelöffel Dillkraut, gehackt
Diätsalz und Pfeffer
1 gestrichener Eßlöffel Diätmargarine
1–2 Eßlöffel Vollkornmehl
1 hartgekochtes Ei

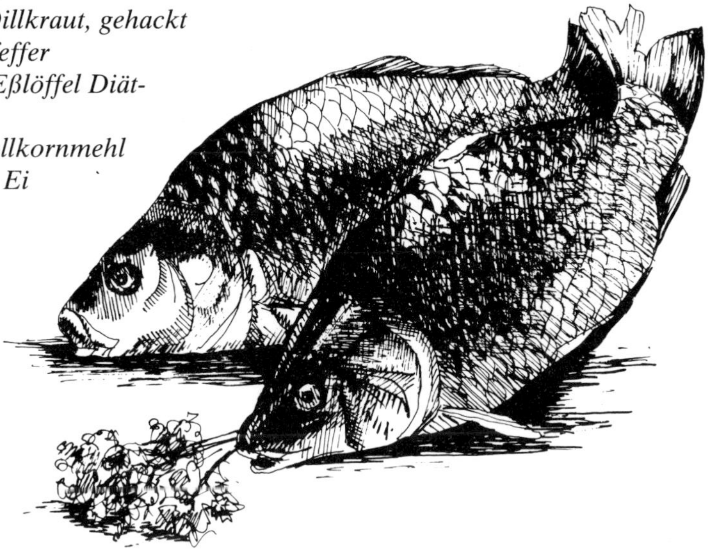

ZUBEREITUNG
Den Kabeljau mit Dillkraut, Salz und Pfeffer in der Milch ca. 10 Minuten lang dünsten. Milch abgießen und den Fisch in einer Servierschüssel warmhalten. Diätmargarine und Mehl zu einer leichten Mehlschwitze (Einbrenn) rühren und nach und nach die Milch dazurühren.
Das hartgekochte Ei fein hacken, mit Diätsalz und Pfeffer würzen und in die eingedickte Sauce rühren.
Sauce über den Fisch gießen und mit grünen Bohnen (Fisolen) oder Broccoli servieren.

Ca. 240 kcal/Portion

Scholleröllchen

4 Portionen

4 Schollenfilets à 115 g
170 g geschälte Garnelen

1 gestrichener Eßlöffel Diät-margarine
1 Prise Safran
1 Prise Paprika
Diätsalz und Pfeffer
Petersilie zur Garnierung

Garnelensauce
1–2 gestrichene Eßlöffel Vollkornmehl
¼ l Magermilch
60 g geschälte Garnelen
3 Eßlöffel Magerjoghurt
1 Eßlöffel Gemüsekonzentrat
Diätsalz und Pfeffer
Etwas Estragon zum Abschmecken

ZUBEREITUNG
Für die Garnelensauce alle Zutaten auf kleiner Flamme bis zum Eindicken verrühren und dann warmhalten.

Die Fischfilets mit Salz, Pfeffer und Zitronensaft würzen, die Garnelen zwischen den Filets verteilen und mit Estragon würzen. Jeden Fisch einrollen und mit einem hölzernen Cocktailstäbchen festhalten.
Die Röllchen in eine feuerfeste Backform legen, mit Margarine bestreichen und bei mäßiger Hitze 15 bis 20 Minuten lang backen.
Die Garnelensauce über die fertigen Röllchen gießen und das Ganze mit Vollkornreis servieren.

Ca. 230 kcal/Portion

Forelle „En Papillote"

2 Portionen

2 Forellen à etwa 230 g
1 kleine Zwiebel, feingeschnitten
1 Eßlöffel Dillkraut
Diätsalz und Pfeffer
2 Eßlöffel trockener Weißwein
1 Zitrone, in Scheiben geschnitten

ZUBEREITUNG
Die Fische waschen und abtrocknen, aufschneiden und dann innen und außen

mit Diätsalz und Pfeffer würzen. Mit Dillkraut, etwas Zwiebel und zwei Zitronenscheiben füllen.
Die Fische separat auf 2 große Backfolien legen, mit Weißwein und Zwiebel begießen und gut einwickeln.
Die 2 Pakete bei starker Hitze 10 Minuten lang grillen.
Die Forellen vorsichtig von der Folie entfernen und mit den Zitronenscheiben, Kartoffeln und einem grünen Salat servieren.

Ca. 350 kcal/Portion

Seelachs mit Senf

1 Portion

1 Seelachsfilet à etwa 170 g
1 Eßlöffel Estragonsenf
1 gestrichener Eßlöffel Diätmargarine
30 g Champignons, gehackt

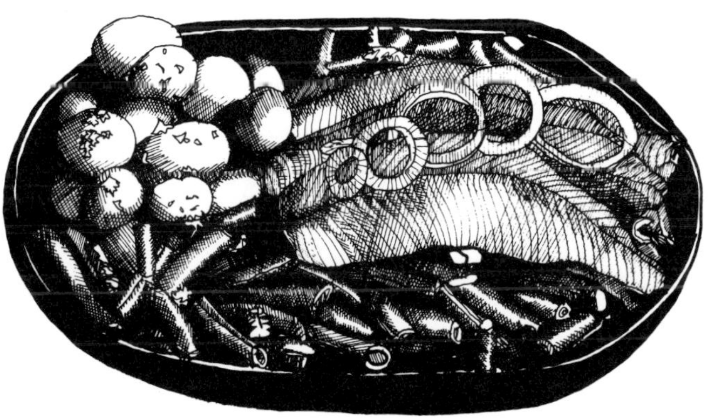

ZUBEREITUNG
Das gewaschene und getrocknete Fischfilet auf ein großes Stück Backfolie legen; Senf, Margarine und Champignons vermischen und damit den Fisch bestreichen.
Die Backfolie um den Fisch wickeln und das Ganze bei mäßiger Hitze 20–25 Minuten im Rohr backen.
Mit grünen Bohnen (Fisolen) servieren.

Ca. 230 kcal/Portion

Apfelmakrele

4 Portionen

4 Makrelen à etwa 230 g
1 mittelgroßer Apfel, ungeschält, gewürfelt
2 Selleriestangen, geschnitten
1 kleine Zwiebel, feingeschnitten
230 g Vollkornreis, gekocht (Gewicht in ungekochtem Zustand)
1 Kaffeelöffel Zitronensaft
2 Eßlöffel Magermilch
Diätsalz und Pfeffer

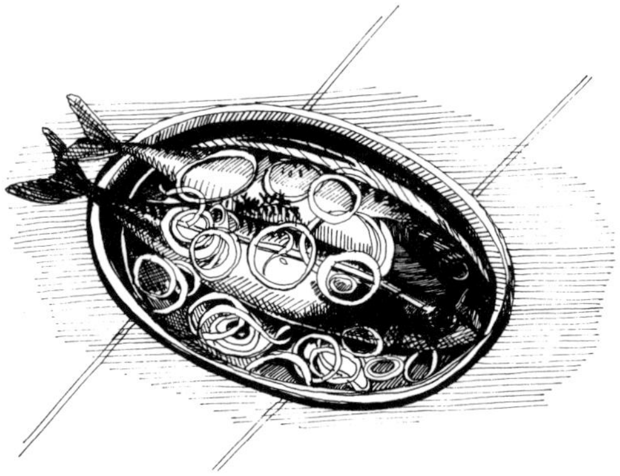

ZUBEREITUNG
Den Kopf der Makrelen entfernen, die Makrelen der Länge nach aufschneiden und gründlich waschen und putzen.
Apfel-, Sellerie- und Zwiebelstücke in der Milch weichdünsten, dann den gekochten Reis und Zitronensaft dazurühren und die Mischung auf die Fische aufteilen.
Die gefüllten Makrelen nebeneinander auf eine große Backfolie legen, mit Folie zudecken und diese an allen Seiten einschlagen.
In einer feuerfesten Form etwa 30 Minuten lang im Rohr bei ca. 180° C/Gas 5 backen.
Serviervorschlag: Mit Bratkartoffeln und Weißkohlsalat (Coleslaw).

Ca. 320 kcal/Portion

Curryfischrisotto

6 Portionen

570 g Kabeljau oder Seelachs
170 g Vollkornreis
230 g Zwiebeln, geschnitten
170 g grüne Paprikaschoten, geschnitten
1 gestrichener Eßlöffel Rosinen
510 g gekochte Feuerbohnen
1/8 l konzentrierte Gemüsebrühe

Currysauce
1/4 l Magermilch
2 gestrichene Eßlöffel Vollkornmehl
1 gestrichener Kaffeelöffel Sonnenblumenkerne, gemahlen
2–3 Kaffeelöffel Currypulver
2 Eßlöffel Gemüsekonzentrat

ZUBEREITUNG
Den Fisch waschen, entgräten und in Würfel schneiden. Reis in kochendem Salzwasser 30 Minuten lang weichkochen. Zwiebeln, Paprika und Rosinen in der Gemüsebrühe dünsten.
Alle Zutaten für die Currysauce vermischen und dünsten, bis die Sauce eingedickt ist, dann mit den Fischstücken zur Zwiebelmischung dazurühren, zudekken und 15 Minuten lang dünsten.
Den Reis in eine Servierschüssel umfüllen, den Fischcurry darüber verteilen und mit einer Schüssel Feuerbohnen servieren.

Ca. 340 kcal/Portion

Salate

Broccoli- und Eiersalat

2 Portionen

½ Apfel, in Scheiben geschnitten
450 g Broccoli, in Röschen zerteilt
6 kleine Zwiebeln, gehackt
2 Eßlöffel Magerjoghurt
2 Eßlöffel Hüttenkäse
2 hartgekochte Eier, geviertelt
Diätsalz und Pfeffer
Paprika

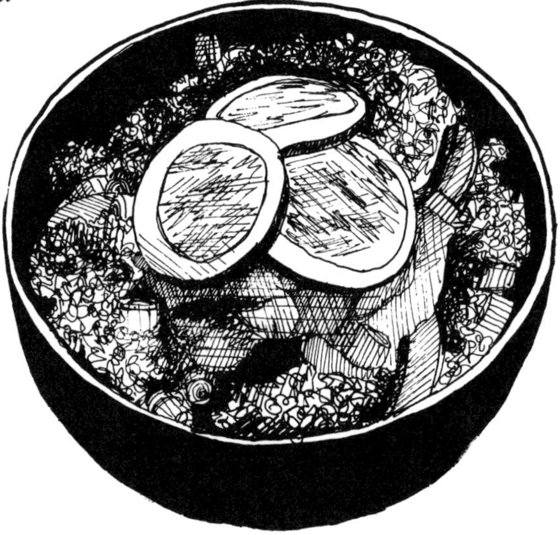

ZUBEREITUNG
Die Broccolistücke in kochendem Salzwasser knapp weichkochen. Broccoli-, Eier-, Apfel- und Zwiebelstücke dekorativ in eine Schüssel legen. Joghurt und Hüttenkäse vermischen, mit Salz, Pfeffer und Paprika würzen und über den Salat verteilen.

Ca. 200 kcal/Portion

Eier- und Shrimpssalat

1 Portion

8 schöne Salatblätter
1 hartgekochtes Ei, geschnitten
100 g geschälte Shrimps

75 g Weißkohlsalat (Coleslaw)
1 gehäufter Eßlöffel Hüttenkäse
50 g Kresse, gehackt
Diätsalz und Pfeffer
Paprika
Etwas Zitronensaft

ZUBEREITUNG
Shrimps, Weißkohlsalat und Kresse vermischen. Salatblätter schön auf einen Teller legen und die Shrimpsmischung darüber verteilen.
Mit Eierstücken und mit Hüttenkäse garnieren.
Mit Paprika und Zitronensaft würzen.

Ca. 200 kcal/Portion

Shrimps- und Rote-Rüben-Salat

1 Portion

125 g Shrimps
85 g gekochte rote Rüben, gewürfelt
2 Möhren (Karotten), gerieben
2 Eßlöffel Hüttenkäse
½ kleiner grüner Salat

Salatsauce
Saft einer Zitrone
2 Eßlöffel Estragonessig
1 Eßlöffel Wasser
2 Eßlöffel Magerjoghurt
3–4 Tropfen Süßstoff
Diätsalz und Pfeffer
2 Eßlöffel Schnittlauch, gehackt

ZUBEREITUNG
Sauce vorbereiten. Dann über die roten Rüben, die Möhren und den Hüttenkäse gießen und alles vermischen.
Die Shrimps auf die Salatblätter legen und den gemischten Salat darüber verteilen.

Ca. 230 kcal/Portion

Gemüsesalat

2 Portionen

½ Blumenkohl (Karfiol),
in Röschen zerteilt
2 Broccolistangen, geschnitten
2 Lauchstangen (Porree),
in grobe Stücke geschnitten
2 große Pflaumen, gehackt
½ grüne Paprikaschote, gewürfelt
1 gehäufter Eßlöffel Hüttenkäse
Diätsalz und Pfeffer

ZUBEREITUNG
Blumenkohl, Broccoli und Lauch in kochendem Salzwasser kurz überbrühen. Das ausgekühlte Gemüse mit Pflaumen- und Paprikastücken vermischen, mit Hüttenkäse garnieren und mit Diätsalz und Pfeffer würzen.

Ca. 80 kcal/Portion

Feuerbohnensalat

6 Portionen

115 g getrocknete Feuerbohnen,
über Nacht in Wasser gelaugt,
oder 425 g Feuerbohnen aus der Dose
115 g grüne Bohnen (Fisolen)
1 Blumenkohl (Karfiol),
in Röschen zerteilt
1 kleine Zwiebel, geschnitten
115 g Hüttenkäse
Saft einer Zitrone
4 Eßlöffel Sauce Vinaigrette mit Senf
Diätsalz und Pfeffer

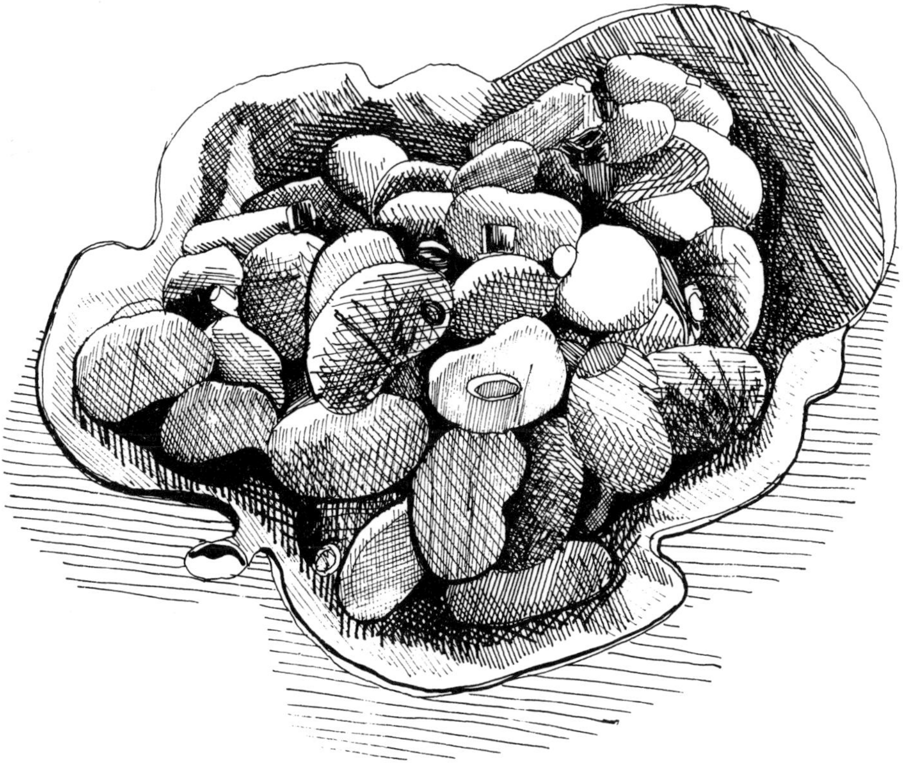

ZUBEREITUNG
Die Bohnen in kochendem Salzwasser weichkochen (etwa 1 Stunde lang). Auch die grünen Bohnen in Salzwasser weichkochen und dann mit Feuerbohnen, Blumenkohl, Zwiebel und Hüttenkäse in einer Salatschüssel vermischen. Die Sauce Vinaigrette mit dem Zitronensaft vermischen, über den Salat gießen und 30 Minuten ziehen lassen.

Ca. 200 kcal/Portion

Heißer Kohlsalat

2 Portionen

½ Weißkohl, feingeschnitten
3 Möhren (Karotten), geschnitten
1–2 Eßlöffel Rosinen
1 kleiner Apfel, gerieben
1 Eßlöffel frischer Majoran
Etwa 10 Tropfen Süßstoff
Diätsalz und Pfeffer
150 g Magerjoghurt

ZUBEREITUNG
Gemüse, Apfel und Rosinen mit etwas Wasser in einer großen Pfanne langsam erhitzen. Gewürze, Süßstoff, Diätsalz und Pfeffer mit dem Joghurt verrühren und zum Gemüse dazugeben. Vorsichtig erhitzen und gleich servieren.

Ca. 150 kcal/Portion

Schinken-Weißkohlsalat

2 Portionen

75 g Weißkohlsalat (Coleslaw)
50 g Schinken (mager), gewürfelt
oder 50 g Sojabohnenfleisch
(wenn erhältlich
mit Schinkengeschmack)
1 Selleriestange, geschnitten
2 Tomaten, gewürfelt
1 Möhre (Karotte), gerieben
12 g Rosinen
12 g Erdnüsse

Marinade
1 Eßlöffel Magerjoghurt
1 gestrichener Kaffeelöffel Senf
2–3 Tropfen Süßstoff
1 Eßlöffel Essig
1 Eßlöffel Wasser
Diätsalz und Pfeffer
1 Knoblauchzehe, zerdrückt
½ kleine Zwiebel, feingeschnitten

ZUBEREITUNG
Alle Zutaten putzen und vermischen, die Marinade abschmecken und über den Salat gießen.

Ca. 230 kcal/Portion

Rotkohlsalat

6 Portionen

1 Rotkohlkopf (Rotkrauthäuptel), feingeschnitten
1 kleiner Weißkohlkopf (Weißkrauthäuptel), feingeschnitten
2 Äpfel, in Scheiben geschnitten
150 g Magerjoghurt
1–2 Tropfen Süßstoff
Diätsalz und Pfeffer
75 g Walnüsse

ZUBEREITUNG
Rot- und Weißkohl mit dem Apfel vermischen.
Joghurt, Essig, Süßstoff, Diätsalz und Pfeffer verrühren und abschmecken, mit dem Salat gründlich vermischen und 1 bis 2 Stunden im Kühlschrank ziehen lassen.
Mit Nußstücken garnieren.

Ca. 160 kcal/Portion

Curry-Weißkohlsalat

2 Portionen

½ Weißkohlkopf (Weißkrauthäuptel), feingeschnitten
2 Möhren (Karotten), feingeschnitten
½ Zwiebel, feingeschnitten
2 Äpfel, in Scheiben geschnitten
25–50 g Rosinen
2 Kaffeelöffel Currypulver
6 Eßlöffel Magerjoghurt
Zitronensaft
5–10 Tropfen Süßstoff

ZUBEREITUNG
Kohl, Möhren, Äpfel, Zwiebel und Rosinen in einer Salatschüssel vermischen. Currypulver und Zitronensaft mit dem Joghurt verrühren und die Sauce über den Salat gießen.

Ca. 160 kcal/Portion

Hühnercurrysalat

1 Portion

1 kleiner Apfel, feingeschnitten
125 g gegrilltes oder in Folie
gebackenes Hühnerfleisch,
gewürfelt
1 Selleriestange, geschnitten
1 Bund Kresse, geschnitten
1 große Tomate, gewürfelt
½ Zwiebel, feingeschnitten

Currysauce
2 Eßlöffel Magerjoghurt
1 Eßlöffel Hüttenkäse
2 Eßlöffel Essig
5–10 Tropfen Süßstoff
1 Eßlöffel Wasser
Diätsalz und Pfeffer
¼ bis ½ Kaffeelöffel Currypulver

ZUBEREITUNG
Alle Zutaten waschen, schneiden und vermischen. Die Currysauce vorbereiten und den Salat mit Currysauce auf grünen Salatblättern servieren.

Ca. 300 kcal/Portion

Spinatsalat

2 Portionen

225 g junger Spinat
3 Tomaten, in Scheiben geschnitten
3 Selleriestangen,
in Scheiben geschnitten
10 schwarze Oliven,
entkernt und gehackt
75 g Haselnüsse

ZUBEREITUNG
Den Spinat waschen und grob schneiden.
Tomaten, Sellerie und Oliven mit dem Spinat vermischen. Eine Senfmarinade darübergießen und das Ganze mit Nüssen garnieren.

Ca. 280 kcal/Portion

Fenchelsalat

2 Portionen

1 große Grapefruit
1 großer Fenchel, in Scheiben geschnitten
1 Gurke, gewürfelt
6 Radieschen, in Scheiben geschnitten
1 Chicorée, in Scheiben geschnitten
1 Eßlöffel Pfefferminzblätter, feingeschnitten
150 g Magerjoghurt
Diätsalz und Pfeffer

ZUBEREITUNG
Die Grapefruitschale abreiben und zur Seite legen. Die Grapefruitspalten schneiden und mit Fenchel-, Gurken-, Radieschen- und Chicoréescheiben in einer Salatschüssel vermischen.
Die Pfefferminzblätter ganz fein schneiden und mit Joghurt, Salz und Pfeffer vermischen. Mit Süßstoff abschmecken und über den Salat gießen.
Mit der geriebenen Grapefruitschale garnieren.

Ca. 100 kcal/Portion

Gurkensauce

2 Portionen

4 Eßlöffel Hüttenkäse
2 Eßlöffel Milch
½–1 Kaffeelöffel Paprika
Diätsalz und Pfeffer
3 Tomaten, in Scheiben geschnitten
1 große Gurke, in Scheiben geschnitten
Kresse zum Garnieren

ZUBEREITUNG
Den Hüttenkäse durch ein Sieb passieren und mit etwas Milch zu einer cremigen Konsistenz verrühren; mit Paprika, Salz und Pfeffer würzen. Die Gurkenscheiben mit dem Hüttenkäse vermischen, Tomatenscheiben darüberlegen, würzen und mit Kresse garniert servieren.

Ca. 100 kcal/Portion

Chinakohl und Avocadosalat

4 Portionen

1 Kopf Chinakohl, geschnitten
1 grüne Paprikaschote, geschnitten
2 Selleriestangen, geschnitten
½ Rotkohl, feingeschnitten
2 Tomaten, in Scheiben geschnitten
1 große Avocado,
in Scheiben geschnitten
50 g Rosinen
50 g Mandelsplitter
Zitronen-Essig-Marinade

ZUBEREITUNG
Alle vorbereiteten Zutaten in einer Schüssel mit Rosinen und der Zitronen-Essig-Marinade vermischen. Mit Mandelsplittern garnieren.

Ca. 250 kcal/Portion

Gurken-Dill-Salat

2 Portionen

1 große Gurke,
in feine Scheiben geschnitten
3 Eßlöffel Dillkraut, gehackt
150 g Magerjoghurt
1–2 Eßlöffel Essig
5–10 Tropfen Süßstoff
Diätsalz und Pfeffer
Paprika

ZUBEREITUNG
Joghurt, Essig, Dillkraut, Süßstoff, Salz, Pfeffer und Paprika vermischen und abschmecken. Das Ganze über die Gurkenscheiben gießen und mit Paprika garnieren.

Ca. 60 kcal/Portion

Gemischter Knuspersalat

2 Portionen

¼ Gurke, in Scheiben geschnitten
1 kleiner Apfel, geviertelt und in Scheiben geschnitten
2 große Pflaumen, geschnitten
2 Möhren (Karotten), gerieben
1 Tomate, geschnitten
½ Zwiebel, feingehackt
1 gehäufter Eßlöffel Hüttenkäse
Einige Salatblätter

ZUBEREITUNG
Alle Zutaten mit einer süßen Essigmarinade vermischen und auf die Salatblätter verteilen. Mit Hüttenkäse garnieren.
Den Salat auf einem Bett aus grünen Salatblättern servieren.

Ca. 80 kcal/Portion

Gemischter Salat

5 Portionen

1 Eissalat, geschnitten
1 grüner Salat, geschnitten
4 Selleriestangen, in Scheiben geschnitten
4 Tomaten, in Scheiben geschnitten
4 kleine Zucchini, in Scheiben geschnitten
8 Radieschen, in Scheiben geschnitten
50 g kleine Champignons, in Scheiben geschnitten
Petersilie, gehackt
¼ kleiner Blumenkohl (Karfiol), in Röschen zerteilt

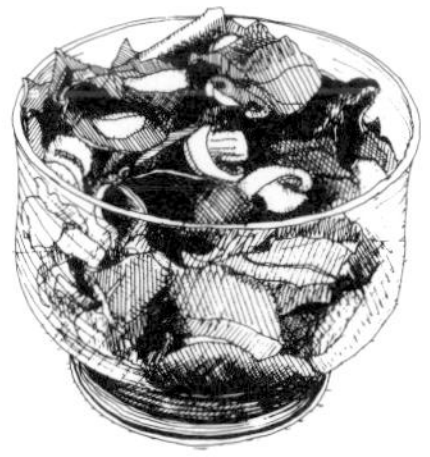

ZUBEREITUNG
Blumenkohl und Zucchini ganz kurz in kochendem Salzwasser kochen, abgießen und mit Sellerie, Tomaten, Zucchini und Radieschen vermischen. Salatblätter in eine breite Schüssel legen, den gemischten Salat daraufgeben und mit Champignons und Petersilie garnieren.
Eine süße Essigmarinade darübergießen.

Ca. 30 kcal/Portion

Apfelsalat

4 Portionen

2 Äpfel, feingeschnitten
1 großer grüner Salat
1 Gurke, in Scheiben geschnitten
2 Scheiben Vollkorntoast, gewürfelt
Schnittlauch, gehackt

ZUBEREITUNG
Die Salatblätter grob zerkleinern, mit Gurken- und Apfelscheiben, Brotstükken und Schnittlauch vermischen und mit einer Joghurt-Essig-Marinade übergießen.

Ca. 70 kcal/Portion

De Winter-Salat

2 Portionen

½ kleiner Chinakohl, geschnitten
2 Selleriestangen, geschnitten
100 g Rosenkohl (Kohlsprossen), gehackt
1 große Birne, gewürfelt
100 g Petersilwurzel, gehackt
2 Tomaten, in Scheiben geschnitten
¼ Chicorée
Diätsalz und Pfeffer

ZUBEREITUNG
Alle Zutaten außer den Chicoréeblättern mit einer Senfmarinade vermischen und auf einem Bett Chicoréeblätter servieren.

Ca. 100 kcal/Portion

Knuspriger Blumenkohl-(Karfiol-)Salat

2 Portionen

100 g Sojabohnen, über Nacht in Wasser gelaugt
1 kleiner Blumenkohl (Karfiol)

1–2 Selleriestangen,
in Scheiben geschnitten
1 Gurke, in Scheiben geschnitten
2 Möhren (Karotten),
in feine Scheiben geschnitten
50 g getrocknete Aprikosen
(Marillen), über Nacht in Wasser
eingeweicht und grob geschnitten
4–6 Eßlöffel Joghurtmarinade

ZUBEREITUNG
Sojabohnen 45 Minuten in heißem Wasser kochen, abschöpfen und auskühlen lassen.
Die Blumenkohlröschen 5 Minuten in kochendes Salzwasser legen und dann mit Sellerie, Gurken, Möhren und Aprikosen vermischen.
Mit der Marinade übergießen und mit Sojabohnen garnieren.

Ca. 200 kcal/Portion

Kalifornischer Salat

2 Portionen

1 großer Pfirsich, geschnitten
2 Selleriestangen, geschnitten
50 g Champignons, feingeschnitten
½ Gurke, geschnitten
1 rote Paprikaschote, geschnitten
2 Tomaten, geviertelt
1 Orange, geschnitten
1 Banane, geschnitten
½ Salat, grob zerkleinert
225 g Hüttenkäse
Kresse zum Garnieren
150 ml Zitronenmarinade
(siehe Rezept S. 72)

ZUBEREITUNG
Salatblätter auf einen Servierteller legen. Die anderen Zutaten mit der Zitronenmarinade vermischen, auf die Salatblätter geben und mit Hüttenkäse garnieren.

Ca. 220 kcal/Portion

Marinaden

Zitronenmarinade

1 Portion

3 Eßlöffel Zitronensaft
2 Eßlöffel Wasser
1 Eßlöffel Weinessig
ca. 10 Tropfen Süßstoff
Diätsalz und Pfeffer

ZUBEREITUNG
Alle Zutaten verquirlen, abschmecken und im Kühlschrank aufbewahren.

Ca. 20 kcal/Portion

Vernünftige Vinaigrette

1 Portion

3 Eßlöffel Weinessig
½–1 Kaffeelöffel französischer Senf
1 Eßlöffel Milch
2 Eßlöffel Küchenkräuter, gehackt
Diätsalz und Pfeffer

ZUBEREITUNG
Zutaten gründlich verquirlen und im Kühlschrank aufbewahren.

Ca. 30 kcal/Portion

Joghurt-Vinaigrette

1 Portion

3 Eßlöffel Weinessig
1 Kaffeelöffel französischer Senf
3 Eßlöffel Magerjoghurt
2 Kaffeelöffel Küchenkräuter, gehackt
etwa 5 Tropfen Süßstoff
Diätsalz und Pfeffer

ZUBEREITUNG
Zutaten verquirlen und im Kühlschrank aufbewahren.

Ca. 60 kcal/Portion

Kokosnußmarinade

1 Portion

100 g Hüttenkäse
1 Eßlöffel Kokosflocken
1 Eßlöffel Milch
1–2 Süßstofftabletten (in warmer Milch aufgelöst)

ZUBEREITUNG
Den Hüttenkäse durch ein Sieb passieren und mit den anderen Zutaten zu einer cremigen Sauce verrühren.

Ca. 230 kcal/Portion

Italienische Marinade

1 Portion

4 Eßlöffel Weinessig
1 Eßlöffel Joghurt
½ Tablette Süßstoff
1 Knoblauchzehe, zerdrückt
¼ Zwiebel, ganz feingehackt
1 Kaffeelöffel frisches Basilikum, gehackt

ZUBEREITUNG
Alle Zutaten verrühren und vor dem Servieren 10 Minuten ziehen lassen.

Ca. 35 kcal/Portion

Vernünftige Cocktailmarinade

1 Portion

300 ml Magerjoghurt
1 Eßlöffel Tomatenmark
2 Eßlöffel Hüttenkäse

1 hartgekochtes Ei, nur das Weiße verwenden
5 gefüllte Oliven, gehackt
20 Tropfen Süßstoff
Diätsalz und Pfeffer

ZUBEREITUNG
Den Hüttenkäse durch ein Sieb passieren und den Süßstoff in heißem Wasser auflösen.
Zutaten gründlich vermischen und abschmecken.

Ca. 300 kcal/Portion
180 kcal ohne Oliven

Süße Essigmarinade

1 Portion

4 Eßlöffel Estragonessig
1 Eßlöffel Wasser
1 Süßstofftablette
Diätsalz und Pfeffer
2 Eßlöffel Magerjoghurt

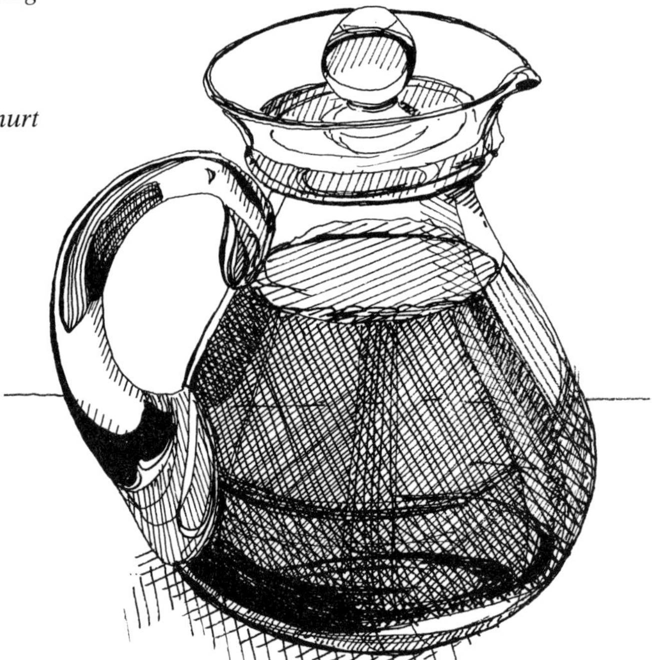

ZUBEREITUNG
Zutaten verrühren und abschmecken.

Ca. 40 kcal/Portion

Nachspeisen

Sommerobstsalat

8 Portionen

Saft einer halben Zitrone
1 Grapefruit
1 Orange
2 Äpfel
100 g Erdbeeren
1 kleine Ananas
1 Gurke
1 Birne
¼ Zuckermelone
100 g Himbeeren
6 – 8 Süßstofftabletten

ZUBEREITUNG
Früchte waschen und zerkleinern und mit dem Saft einer halben Zitrone und 6–8 Süßstofftabletten vermischen.
Den Sommerobstsalat mit süßer Joghurtcreme servieren.

Ca. 45 kcal/Portion

Obstpudding

10 Portionen

3 reife Bananen
4 Äpfel
50 g Rosinen
1 Ananas, in Stücke geschnitten
½ kg Pflaumen, Zwetschgen oder Aprikosen (Marillen)
300 g Magerjoghurt
2 Eßlöffel Knusperkleie
2 Tropfen Vanilleessenz
10–15 Tropfen Süßstoff
1 Eßlöffel Sonnenblumenkerne

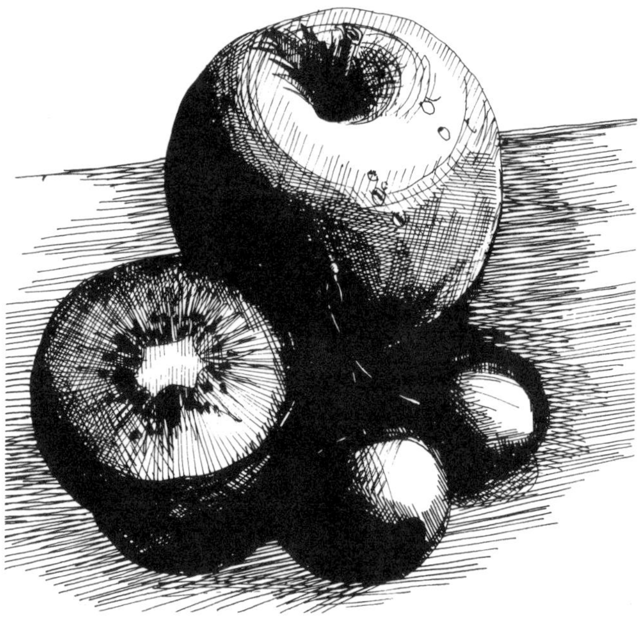

ZUBEREITUNG
Die Bananen pürieren und die Äpfel reiben. Joghurt, Vanilleessenz und Süßstoff vermischen. In einer Glasschüssel schichtweise die Ananas- und Pflaumenstücke, Bananen und Äpfel einfüllen und mit Kleie, Joghurt und schließlich den Sonnenblumenkernen bedecken.
30 Minuten im Kühlschrank ziehen lassen.

Ca. 100 kcal/Portion

Sommerpudding

6 Portionen

6 Scheiben Vollkornbrot
200 g Erdbeeren
200 g Himbeeren
200 g Brombeeren
200 g schwarze Johannisbeeren
200 g rote Johannisbeeren
Süßstoff und Zitronensaft zum Abschmecken

ZUBEREITUNG
Alle Früchte vorsichtig waschen und 15 Minuten lang in einem großen Topf kochen.

Eine Schüssel mit Plastikfolie auslegen – die Folie über die Kanten hängen lassen – und mit den Vollkornbrotscheiben (aus feingemahlenem Mehl, Krusten abschneiden) dicht auslegen.
Nach 15 Minuten das Obst mit künstlichem Süßstoff und Zitronensaft abschmecken, gut abtropfen (die Flüssigkeit in einem Glas aufheben) und in die mit Brotscheiben ausgelegte Schüssel einfüllen, mit einem großen Löffel festdrücken und mit noch einigen Brotscheiben bedecken.
Mit einem Teller und einigen Gewichten beschweren und über Nacht im Kühlschrank lassen.
Vor dem Servieren einfach auf einen großen Teller umstülpen und mit etwas Joghurt und Obststücken garnieren.

Ca. 50 kcal/Portion

Gebackene Bananen

4 Portionen

4 große Bananen
25 g Rosinen
75 g Hüttenkäse
100 g Vollkornmehl
ca. 4 Tabletten Süßstoff

ZUBEREITUNG
Die Bananen in Scheiben schneiden und mit den Rosinen in eine leicht gefettete, feuerfeste Backform legen.
Das Vollkornmehl mit dem Hüttenkäse verreiben, nach Geschmack süßen und über die Bananenscheiben verteilen.
Ca. 20 Minuten bei mäßiger Hitze backen.
Mit Joghurtcreme servieren.

Ca. 150 kcal/Portion

Erdbeerschaum

4 Portionen

½ kg Erdbeeren
2 Eiweiß
Saft einer halben Zitrone
ca. 6 Süßstofftabletten
2 Eßlöffel Magerjoghurt

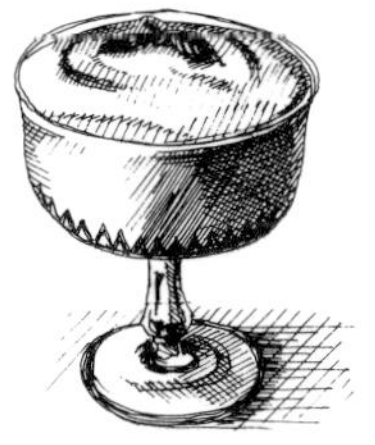

ZUBEREITUNG
Die Erdbeeren passieren, mit Joghurt verrühren und mit Süßstoff und Zitronensaft abschmecken (diese Mischung kann stundenlang im Kühlschrank bleiben).
Nicht länger als 30 Minuten vor dem Servieren wird das Eiweiß geschlagen und vorsichtig daruntergehoben.

ALTERNATIVE: ERDBEERSORBET
Dieselbe Erdbeermischung ohne Eiweiß einfrieren, vor dem Servieren nochmals kräftig aufrühren und vorsichtig den Schnee unterheben.
Tip: Während des Einfrierens die Erdbeermischung im halbgefrorenen Zustand zweimal, nach 30 und nach 60 Minuten, gut umrühren.

Ca. 40 kcal/Portion

Erdbeersoufflé

6 Portionen

1 kg Erdbeeren
5 Eiweiß
ca. 10 Süßstofftabletten
Zitronensaft
200 g Vollkornpaniermehl

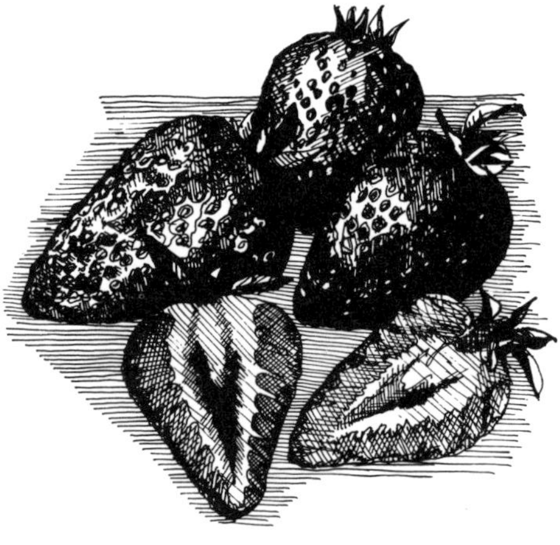

ZUBEREITUNG
Die Erdbeeren pürieren und mit Süßstoff und Zitronensaft abschmecken.
Eiweiß steif schlagen. Das Paniermehl mit der Erdbeermischung verrühren und zuletzt den Schnee beifügen.
In eine leicht gefettete, feuerfeste Backform umfüllen und 30 Minuten bei mäßiger Hitze backen.
Sofort servieren.

Tip: Das Soufflé kann mit vielen anderen Obstsorten zubereitet werden (z. B. Himbeeren, Aprikosen/Marillen, Zwetschgen usw.).
Die ungebackene Soufflémischung ergibt eine hervorragende Obstcreme (nach Belieben etwas Gelatine dazugeben und als Mousse servieren).

Ca. 90 kcal/Portion

Bananenschaum

2 – 3 Portionen

125 g Magerjoghurt
2 reife Bananen
25 g Datteln, geschnitten
25 g Nüsse, zerkleinert
2 Eßlöffel Knusperkleie oder normale Weizenkleie
Zimt und künstlicher Süßstoff je nach Geschmack.

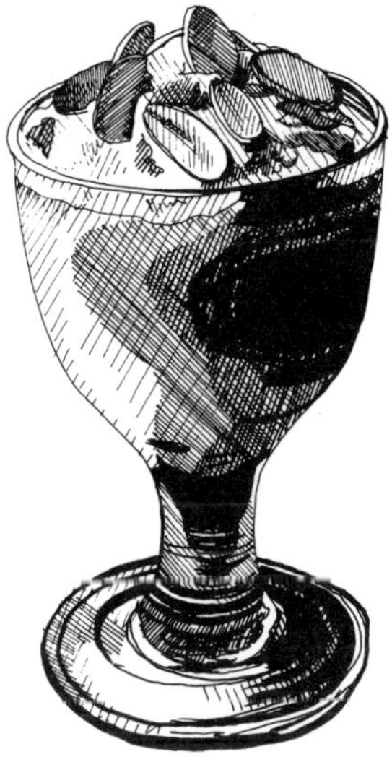

ZUBEREITUNG
Die Bananen mit dem Süßstoff passieren und mit Joghurt, Zimt und Nüssen verrühren.
Auf Dessertschüsseln aufteilen und mit Nußstücken bestreuen.

Ca. 150 kcal/Portion

Zwetschgentopf

5 Portionen

Teig
75 g Hüttenkäse
175 g Vollkornmehl
2–3 Eßlöffel kaltes Wasser
4 Süßstofftabletten
1 Prise Salz

Füllung
675 g Zwetschgen
10–15 Süßstofftabletten
1–2 Kaffeelöffel Zimt
Zitronensaft
Wasser

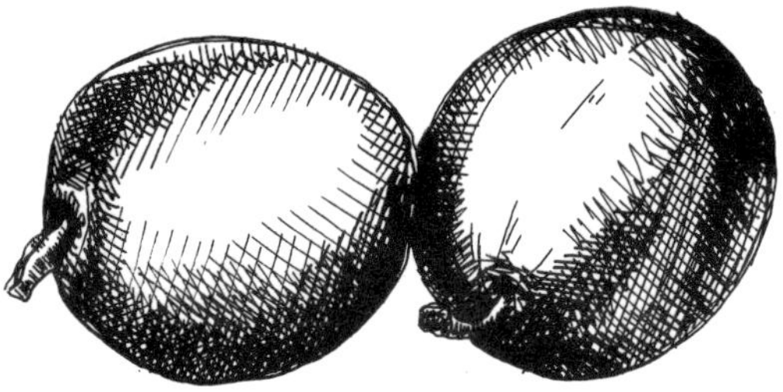

ZUBEREITUNG

Hüttenkäse und Mehl mit Salz und Süßstoff verreiben und mit Wasser zu einem Teig kneten. Den Teig 30 Minuten im Kühlschrank rasten lassen und dann auswalken. Er soll rundherum 2 cm größer als die Tortenform sein.
Zwetschgen waschen, halbieren und entkernen; mit Süßstoff, Zimt und Zitronensaft verrühren und in die Tortenform umfüllen. Mit dem Teig bedecken, mit Wasser bestreichen und im vorgeheizten Rohr 30 bis 40 Minuten bei 180° C/Gas 4 backen.

Ca. 125 kcal/Portion

Streuselkuchen

4 Portionen

50 g Rosinen
50 g Sultaninen
50 g Korinthen
1 Apfel, gerieben
Schale einer Orange, gerieben
4 Eßlöffel beliebige Diabetikermarmelade (oder hausgemachte Marmelade ohne Zucker)
½ Kaffeelöffel Zimt
½ Kaffeelöffel Gewürznelken

Streusel
75 g Hüttenkäse
50 g Vollkornmehl
50 g Haferflocken
Süßstoff
25 g Nüsse, gehackt

ZUBEREITUNG

Trockenobst, Apfel, Orangenschale, Marmelade und Gewürze vermischen und auf ein eingefettetes Backblech drücken.
Den Streusel mischen, mit Süßstoff und Nüssen abschmecken und über das Obst verteilen.
Bei 180° C/Gas 4 15 bis 20 Minuten backen.

Ca. 145 kcal/Portion

Aprikosen-(Marillen-)Kuchen

4 Portionen

Biskuit
75 g Vollkornmehl
3 Eiweiß
3 Eßlöffel Magerjoghurt
ca. 8 Süßstofftabletten
2 Kaffeelöffel Backpulver
Vanilleessenz
1 Prise Salz

Füllung
½ kg reife Aprikosen (Marillen), halbiert
Süßstoff nach Geschmack
75 g Früchtekleie (Weizenkleie mit Datteln)

ZUBEREITUNG
Eiweiß schlagen, eine Prise Salz, Joghurt, Süßstoff, Vanilleessenz und das Mehl (mit Backpulver vermischt) vorsichtig unterziehen und auf ein leicht gefettetes Backblech geben. 15 Minuten bei 180° C/Gas 4 vorbacken.
Die Aprikosen halbieren, entkernen und süßen. Das vorgebackene Biskuit belegen, mit Früchtekleie bestreuen und weitere 15 bis 20 Minuten bei mittlerer Hitze backen.
Mit Joghurtcreme servieren.

Ca. 115 kcal/Portion

Aprikosen-(Marillen-)Brot

7 Portionen

150 g gemischtes Trockenobst
200 g Vollkornpaniermehl
200 g getrocknete Aprikosen (Marillen)
1 Eiweiß
1 Kaffeelöffel Zimt
etwas Milch

ZUBEREITUNG
Zutaten gut durchmischen und mit dem Eiweiß und genügend Milch verrühren, um die Masse locker zu binden.
20 Minuten ziehen lassen und dann 2 cm dick auf ein Backblech streichen.
20 Minuten bei 180° C/Gas 4 backen.

Ca. 150 kcal/Portion

Aprikosen-(Marillen-)Reis

2 Portionen

100 g Vollkornreis
1/4 l Magermilch
4–6 Süßstofftabletten (gelöst)
2 Eßlöffel Diabetiker-Aprikosenmarmelade oder hausgemachte Marmelade ohne Zucker

ZUBEREITUNG
Reis 20 Minuten in Wasser kochen, abgießen und mit Milch und Süßstoff dünsten, bis die Milch absorbiert ist. Den Reis in eine feuerfeste Form geben, mit Marmelade bestreichen und 10 Minuten bei mäßiger Hitze im Rohr backen.

Ca. 260 kcal/Portion

Apfelkuchen

4 Portionen

Teig
75 g Vollkornmehl
25 g Sojamehl
50 g Quark (Topfen)
1 Prise Salz
Kaltes Wasser

Füllung
3 Äpfel
75 g Rosinen
75 g Haferflocken
75 g Hüttenkäse
1 gestrichener Kaffeelöffel Zimt
1 gestrichener Kaffeelöffel Gewürznelken

ZUBEREITUNG
Den Teig wie üblich vermischen und auswalken; auf ein leicht gefettetes Kuchenblech geben.
Teig mit Apfelscheiben und Rosinen belegen und mit Süßstoff bestreuen.
Haferflocken, Hüttenkäse, Gewürze und etwas Süßstoff verreiben und über die Apfelscheiben verteilen.
Ca. 25 Minuten bei 180° C/Gas 4 backen.

Ca. 160 kcal/Portion

Früchtequarkkuchen

6 Portionen

Füllung
3 Eiweiß
300 g Hüttenkäse
300 g Quark (Topfen)
8–10 Süßstofftabletten
Schale einer Zitrone, gerieben
50 g Obst (Aprikosen/Marillen, Brombeeren o. ä.)
2 gestrichene Eßlöffel Diabetikermarmelade

Teig
100 g Vollkornmehl
25 g Hüttenkäse
4 bis 6 Eßlöffel Milch
2 Süßstofftabletten
1 Prise Salz
4 Scheiben Vollkornknäckebrot (zerbröckelt)

ZUBEREITUNG
Den Hüttenkäse für den Teig durch ein Sieb passieren und mit Milch verrühren. Mit Mehl, Knäckebrotkrümeln, Salz und Süßstoff zu einem Teig vermischen.
Eine Tortenform auslegen und den Teig ohne Füllung 15 Minuten bei 180° C/Gas 4 backen.
Für die Füllung den passierten Hüttenkäse, Quark, Süßstoff und die Zitronenschale vermischen und auf den gebackenen Teig aufstreichen. 20 bis 25 Minuten bei 180° C/Gas 4 backen.
Mittlerweile 50 g Brombeeren (oder Aprikosen, Pfirsiche, Erdbeeren oder Himbeeren) putzen und mit Süßstoff und Zitronensaft abschmecken. Den Quarkkuchen noch heiß belegen und mit etwas aufgewärmter Diabetikermarmelade bestreichen.

Ca. 230 kcal/Portion

Mandelkeks

15 Kekse

200 g geriebene Mandeln
100 g Sesamsamen
3 Eiweiß
50 g Reismehl
ca. 15 Mandeln
Reispapier
ca. 6 Tropfen Vanilleessenz
Süßstoff
etwas Milch
1 Prise Salz

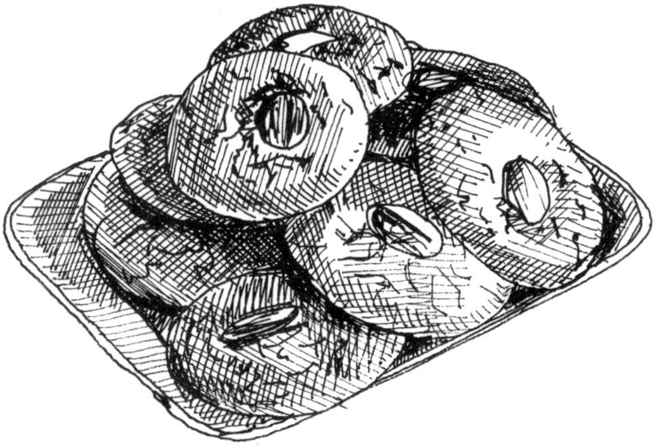

ZUBEREITUNG
Zutaten verrühren und das geschlagene Eiweiß unterziehen. Das Reispapier auf ein Blech auflegen und mit einem Eßlöffel die Mischung auf ca. 15 Kekse aufteilen.
Bei mittlerer Hitze 20 Minuten backen.

Ca. 70 kcal/Keks

Zitronenpudding

4 Portionen

100 g Vollkornmehl
2 gehäufte Kaffeelöffel Backpulver
2 Eier
1 Zitrone, Saft und geriebene Schale
3 Eßlöffel Zitronenmarmelade
4 Eßlöffel Magerjoghurt
ca. 6 Süßstofftabletten

Zitronensauce
2 Zitronen, Saft und geriebene Schale
ca. 150 ml Wasser
15 g Maismehl
1 Prise Muskatnuß
6–7 Süßstofftabletten

ZUBEREITUNG DES PUDDINGS
Joghurt, Süßstoff, Zitronensaft und -schale verrühren und mit den schon verquirlten Eiern schlagen. Nach und nach das Mehl dazurühren.
Die Wände einer leicht gefetteten, 900 ml fassenden Puddingschüssel gut mit Zitronenmarmelade bestreichen, die Puddingmischung hineingießen und mit einem sauberen Küchentuch zudecken. Rundherum mit Küchenfaden festbinden.
Den Pudding 1½ bis 2 Stunden über Dampf dünsten, dann auf einen vorgewärmten Servierteller umstülpen und mit Zitronensauce servieren.

ZUBEREITUNG DER SAUCE

Zitronensaft und Süßstoff mit Wasser auf 300 ml verdünnen. Maispulver mit etwas Zitronenwasser verrühren und den Rest des Zitronenwassers aufwärmen, die Maisstärkepaste sowie Muskatnuß dazurühren und eindicken lassen. Umfüllen und mit Zitronenschale bestreuen.

Ca. 160 kcal/Portion (Pudding)
Ca. 20 kcal/Portion (Sauce)

Heiße gefüllte Pfirsiche

4 Portionen

4 große, feste Pfirsiche
75 g Vollkornpaniermehl
50 g Hüttenkäse
4 große Dörrpflaumen (über Nacht in Wasser gelegen)
25 g Mandelsplitter
5–8 Süßstofftabletten (nach Geschmack)

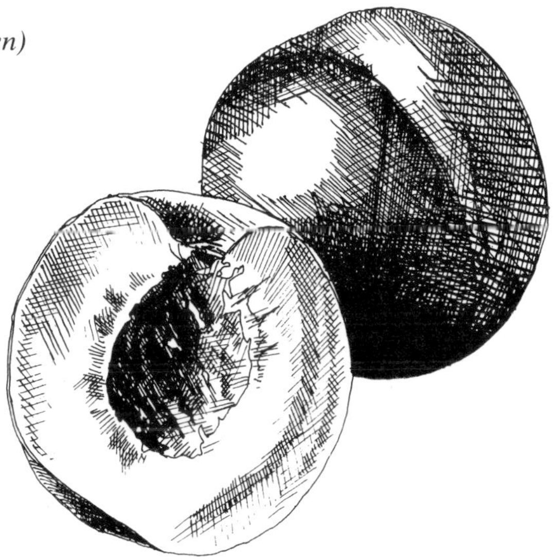

ZUBEREITUNG

Die Pfirsiche waschen, halbieren und mit einem Kaffeelöffel einen Teil des Inneren herausnehmen. Dieses Pfirsichfleisch mit dem Paniermehl vermischen. Den Hüttenkäse passieren, die Pflaumen zerschneiden und beides mit dem Pfirsichfleisch vermischen.
Mit Süßstoff abschmecken und in die 8 Pfirsichhälften einfüllen, die Mandelsplitter darüberstreuen und bei mäßiger Hitze unter dem Grill erwärmen.
Mit Magerjoghurt servieren.

Ca. 130 kcal/Portion

Menüvorschläge

Um auch Ihren Bekannten eine gesunde, magere und vor allem wohlschmekkende Küche vorstellen zu können, finden Sie im folgenden Teil zwei Menüvorschläge für größere Einladungen. Beide bestehen aus fett- und zuckerarmen Rezepten, und pro Person enthält das erste Menü – Vorspeise, Hauptspeise mit zwei Beilagen, Nachspeise – etwa 500 kcal, das zweite etwa 530 kcal. Zum Vergleich: Wenn Sie normalerweise bei gesellschaftlichen Anlässen Alkohol trinken, zum Beispiel einen Wermut vor dem Essen, drei Glas Wein im Laufe des Abends und einen Likör zum Abschluß, haben Sie, ohne es zu merken, damit eine „Zweitmahlzeit" von etwa 500 kcal zu sich genommen. Aus dieser Sicht lohnt sich ein Umstieg auf Mineralwasser wirklich.

Menü 1

für 6 Personen

Grapefruit- und Kressecocktail
Scholle mit Champignons
Zucchini
Frühlingskartoffeln
Gemischter Blattsalat
Zitronensorbetdessert

Grapefruit- und Kressecocktail

6 Personen
ARBEITSZEIT: 5 bis 10 Minuten

600 ml Grapefruitsaft
1 Bund Kresseblätter
Saft einer halben Zitrone
600 ml Magerjoghurt
Ca. 3 Süßstofftabletten, in Wasser aufgelöst

GARNIERUNG
Kresseblätter
Zitronenscheiben

ZUBEREITUNG
Grapefruitsaft, Kresseblätter, Zitronensaft, Süßstoff und Joghurt in einem Mixer verflüssigen. Auf sechs Gläser aufteilen und jedes Glas mit Kresseblättern und einer Zitronenscheibe garnieren. Gekühlt servieren.

Ca. 85 kcal/Portion

Scholle mit Champignons

6 Personen
ARBEITS- UND KOCHZEIT: ca. 30 Minuten

12 Schollenfilets
650 ml Apfelmost

650 g Champignons
4 Eßlöffel Brühe
4 Eßlöffel Vollkornmehl
Diätsalz und Pfeffer
Petersilie zum Garnieren

ZUBEREITUNG
Tiefgefrorene Schollenfilets gründlich auftauen. Die Fische mit Diätsalz und Pfeffer würzen und jedes Filet in die Hälfte falten.
Die Filets in einer Pfanne mit Apfelmost übergießen und zum Kochen bringen. Zudecken und auf kleiner Flamme 10 Minuten dünsten. Unterdessen die Champignons putzen, in Scheiben schneiden und in der Brühe kurz dünsten. Das Mehl über die Champignons streuen und vorsichtig einrühren.
Den Apfelmost in ein Gefäß abgießen, den Fisch mit Folie zudecken und warmhalten. Nach und nach den Most den Champignons beimengen. Auf kleiner Flamme weiterrühren, bis der Saft eingedickt ist. Die Filets auf einem vorgewärmten Servierteller mit der Sauce übergießen und mit Petersilie garnieren.

Ca. 200 kcal/Portion

Zucchini

6 Personen
KOCH- UND ARBEITSZEIT: ca. 10 Minuten

1 kg Zucchini, in Scheiben geschnitten
200 ml Brühe
1 Knoblauchzehe, zerdrückt
Saft einer halben Zitrone
Diätsalz und Pfeffer
2 Eßlöffel frische Petersilie, gehackt

ZUBEREITUNG
Die Brühe in einer Pfanne mit zerdrücktem Knoblauch, Zitronensaft und etwas Pfeffer zum Kochen bringen. Auf kleiner Flamme die Zucchinischeiben dazumischen und etwa 5 Minuten weichkochen.
Mit Diätsalz, Pfeffer und Petersilie abschmecken.

Ca. 20 kcal/Portion

Frühlingskartoffeln

6 Personen
KOCH- UND ARBEITSZEIT: ca. 30 Minuten

650 g diesjährige, kleine Kartoffeln
2 Eßlöffel frische Petersilie, gehackt
2 Eßlöffel frische Pfefferminze, gehackt
150 g Magerjoghurt

ZUBEREITUNG
Die Kartoffeln in Salzwasser weichkochen. Ungeschält in einer vorgewärmten Servierschüssel mit Petersilie und Pfefferminze vermischen und mit einer kleinen Schüssel Magerjoghurt servieren.

Ca. 80 kcal/Portion

Gemischter Blattsalat

6 Personen

1 kleiner Eissalat
1 kleiner Eichblattsalat
1 kleiner grüner Kopfsalat
1 Endiviensalat
1 Radicchio
100 g Feldsalat (Rapunzel)
Je nach Saison können auch andere Blattsalatsorten verwendet werden.

ZUBEREITUNG
Salat putzen, wässern und nach Belieben zerkleinern. Mit Zitronenmarinade (siehe Seite 72) abschmecken.

Ca. 10 kcal/Portion

Zitronensorbetdessert

6 Personen
ARBEITS- UND KÜHLZEIT: ca. 2 Stunden

SORBET
3 Zitronen

2 Eiweiß, steifgeschlagen
100 g Rohrzucker
4–6 Süßstofftabletten

DESSERT
600 ml Zitronensorbet
225 g schwarze Trauben
225 g weiße Trauben
3 Eßlöffel unverdünnten Weichselsirup, nach Möglichkeit ohne Zuckerzusatz
Pfefferminzblätter zum Garnieren

ZUBEREITUNG DES SORBETS

Ausnahmsweise wird Zucker verwendet, da ohne den Sirup die richtige Sorbetkonsistenz beim Einfrieren nicht erreicht wird.
Die Zitronenschalen abreiben und die Zitronen ausdrücken. Den Rohrzucker mit 600 ml Wasser unter ständigem Rühren zum Kochen bringen, bis sich der Zucker völlig aufgelöst hat, dann noch weitere 5 Minuten kräftig kochen. Die geriebene Zitronenschale dazurühren und nach weiteren 3 bis 5 Minuten den Topf in kaltes Wasser stellen, um den Sirup auszukühlen. Den Zitronensaft dazurühren und in einem Plastikgefäß zugedeckt einfrieren.
Nach 30 und dann nochmals nach 60 Minuten das halbgefrorene Sorbet mit einer Gabel gründlich vermischen, beim zweiten Mal das steifgeschlagene Eiweiß darunterziehen. Nochmals für 30 Minuten einfrieren.

ZUBEREITUNG DES DESSERTS

Die gewaschenen Trauben halbieren und die Kerne entfernen. Weiße und schwarze Trauben getrennt halten, mit Sirup bedecken und in den Kühlschrank stellen.
Vor dem Servieren schichtenweise die schwarzen Trauben, das Zitronensorbet und die weißen Trauben in sechs Gläser einfüllen und jedes Glas mit Pfefferminzblättern garnieren.

Ca. 130 kcal/Portion

Menü 2

für 6 Personen

Champignons en Cocotte
Gefüllter Truthahn „au vin"
Rotkraut
Pikanter Reis
Rhabarberkompott

Champignons en Cocotte

6 Personen
ARBEITS- UND KOCHZEIT: ca. 30 Minuten

660 g Champignons
6–8 Eßlöffel Brühe
2 Eßlöffel Vollkornmehl
450 ml Apfelmost
3 Eßlöffel Vollkornpaniermehl
Diätsalz und Pfeffer

GARNIERUNG
Petersilie
Zitronenscheiben

ZUBEREITUNG
Sechs kleine, feuerfeste Schüsseln dünn mit Öl bestreichen.
Die geputzten Champignons in der Brühe 4 Minuten dünsten. Abgießen, mit dem Mehl bestauben und vermischen. Auf kleiner Flamme unter ständigem Rühren den Apfelmost dazugießen und zum Kochen bringen. Vom Feuer nehmen, mit Diätsalz, Pfeffer und Petersilie abschmecken und auf die sechs Schüsseln aufteilen. Mit Paniermehl bestreuen und unter einem heißen Grill goldbraun rösten.
Mit Petersilie und einer Zitronenscheibe garniert servieren.

Ca. 50 kcal/Portion

Gefüllter Truthahn „au vin“

6 Personen
ARBEITSZEIT: ca. 30 Minuten
KOCHZEIT: ca. 3 Stunden

1 Truthahn (ca. 3–3,5 kg schwer)
1 Eßlöffel frischer Estragon, gehackt
1 kleine Zwiebel, in Scheiben geschnitten
2 Selleriestangen, geschnitten
4 Möhren/Karotten, geschnitten
300 ml trockener Weißwein
Diätsalz und Pfeffer

FÜLLUNG
75 g frisches Vollkornpaniermehl
Geriebene Schale einer halben Zitrone
4 Eßlöffel frische Petersilie, gehackt
½ Kaffeelöffel Thymian, gehackt
Diätsalz und Pfeffer
110 g weiße Trauben, entkernt und halbiert
1 Ei, geschlagen

ZUBEREITUNG
Alle Zutaten für die Füllung, außer dem Ei, vermischen. Mit Diätsalz und Pfeffer würzen und gerade soviel Ei beimengen, daß das Ganze bindet.
Die Füllung mit einem Löffel in den geputzten Truthahn füllen. Den Vogel mit Diätsalz, Pfeffer und Estragon würzen und mit den Zwiebel-, Sellerie- und Möhren/Karottenstücken in eine Backform legen. Wein dazugießen, zudekken und im Rohr bei mittlerer Hitze (190° C/Gas Stufe 5) etwa 2½ bis 3 Stunden backen. Den Truthahn ab und zu mit Saft übergießen und, wenn nötig, noch Wasser dazugeben.
Auf einer Platte anrichten und servieren.

Ca. 250 kcal/100 g Fleisch und 50 g Füllung

Rotkraut

6 Personen
ARBEITSZEIT: ca. 30 Minuten
KOCHZEIT: ca. 1 Stunde

1 kg Rotkraut
5 Eßlöffel Weinessig

1 Zwiebel, kleingeschnitten
2 grüne Äpfel, geschält und in dünne Scheiben geschnitten
1 Kaffeelöffel Kümmel
Diätsalz und Pfeffer
3 Süßstofftabletten, aufgelöst

ZUBEREITUNG
Das Rotkraut putzen und fein hobeln. Den Essig mit gleichviel Wasser, dem Rotkraut, Zwiebel, Apfelscheiben, Gewürzen und Süßstoff vermischen und zum Kochen bringen, zudecken und auf kleiner Flamme 50 bis 60 Minuten dünsten. Ab und zu umrühren und, wenn nötig, Wasser nachgießen.
Vor dem Servieren abschmecken.

Ca. 50 kcal/Portion

Pikanter Reis

6 Personen
ARBEITS- UND KOCHZEIT: ca. 45 Minuten

330 g Langkornreis
1 Zwiebel, kleingeschnitten
Brühe (den Reis in einen Meßbecher füllen und 1½ mal soviel Brühe wie Reis nehmen)
1½ Kaffeelöffel Gelbwurz
Diätsalz und Pfeffer

ZUBEREITUNG
Die Zwiebel in ein wenig Brühe 5 Minuten dünsten. Den Reis und die restliche Brühe dazurühren, zudecken und zum Kochen bringen. Hitze reduzieren und halb zugedeckt 30 Minuten kochen.
Fünf Minuten vor Ende der Kochzeit den Gelbwurz dazurühren.
Abschmecken und servieren.

Ca. 75 kcal/Portion

Rhabarberkompott

6 Personen
ARBEITS- UND KOCHZEIT: ca. 15 Minuten
KÜHLZEIT: ca. 1½ Stunden

1 kg Rhabarber
1 Orange
6–10 Süßstofftabletten, aufgelöst

ZUBEREITUNG

Rhabarber waschen und in ca. 5 cm große Stücke schneiden. Die Orange halbieren und eine Hälfte ausdrücken. Auf kleiner Flamme die Rhabarberstücke mit dem Saft der halben Orange und dem Süßstoff etwa 5 Minuten dünsten (nicht zu weich kochen).

In eine Servierschüssel umfüllen und im Kühlschrank einkühlen. Vor dem Servieren das Kompott mit den dünngeschnittenen Scheiben der anderen Orangenhälfte garnieren.

Nach Belieben kann man eine Schüssel Magerjoghurt mit etwas Süßstoff vermischt dazu servieren.

Ca. 40 kcal/Portion Kompott
Ca. 15 kcal/Eßlöffel Joghurt

Anhang

Die globale Verteilung von ernährungsbedingten Krebsarten

In den letzten Jahrzehnten haben weltweit durchgeführte Studien über die Krebshäufigkeit darauf hingewiesen, daß bis zu 80% aller Krebsarten zum Großteil durch unsere Ernährung verursacht werden. Die Krebsarten, die den deutlichsten Zusammenhang mit der Ernährung aufweisen, sind: Magen- und Darmkrebs, Brust- und Speiseröhrenkrebs, in geringerem Ausmaß auch Prostata- und Bauchspeicheldrüsenkrebs.

DARMKREBS

Darmkrebs tritt überwiegend in hochentwickelten, wohlhabenden Ländern auf, und hier am häufigsten in dicht besiedelten Stadtgebieten. Anhand der folgenden Beispiele wird deutlich, welche ausschlaggebende Rolle z.B. ein hoher Fleischkonsum spielen kann.

In Tibet und Thailand, wo fast kein Fleisch gegessen wird, ist Darmkrebs beinahe unbekannt. In Japan und Chile, wo regelmäßig kleinere Fleischmengen konsumiert werden, tritt Darmkrebs ab und zu auf. Bei weitem am häufigsten ist Darmkrebs in jenen Ländern, die, weltweit gesehen, den höchsten Fleischkonsum haben. Es sind dies Schottland, Kanada, Neuseeland, die USA und Australien. Die schwarze Bevölkerung der USA liefert einen weiteren Beweis für diese These. Schon einige Jahrzehnte nach der Einführung des Gesetzes über die Gleichberechtigung der schwarzen Bevölkerung Amerikas („Bill of Rights“ 1950), das den Schwarzen zum ersten Mal einen gewissen Wohlstand ermöglichte, nahm die Darmkrebsrate unter ihnen zu. Dies ist darauf zurückzuführen, daß sie die fleisch- und fettreiche Kost der wohlhabenden Amerikaner übernommen hatten.

Solche Beobachtungen sind in mehreren Erdteilen möglich. In Indien leiden die Parseer – das sind Mitglieder einer intellektuellen Sekte, die es sich leisten können, sich nach westlichen Gewohnheiten zu ernähren – unter einer viel höheren Darmkrebsrate als die übrige indische Bevölkerung, die hauptsächlich Reis und Gemüse ißt.

Japaner, die aus Asien in die USA eingewandert sind und die amerikanischen Eßgewohnheiten übernommen haben (was unter anderem einen hohen Fleischkonsum bedeutet), zeigen nach ein bis zwei Generationen eine ebenso hohe Darmkrebsrate wie die Amerikaner. In Japan selbst kommt Darmkrebs nur selten vor.

Die Bedeutung dieser Untersuchungen ist offensichtlich. Sowohl ein regelmäßiger, hoher Fleischkonsum als auch eine Ernährung, die wenig Gemüse beinhaltet, erhöht die Wahrscheinlichkeit, an Darmkrebs zu erkranken, um ein Vielfaches.

Eine ballaststoffreiche Ernährung bietet ebenfalls einen sehr hohen Schutz gegen Darmkrebs, das konnte durch die Beobachtung gewisser afrikanischer

Volksgruppen nachgewiesen werden, deren Ernährung sehr reich an Ballaststoffen ist. Ähnliches stellte man auch in Israel fest.
Zusammenfassend kann man sagen, daß die weltweit durchgeführten Studien nachgewiesen haben, daß eine fettreiche Ernährung mit viel Rind- und Schweinefleisch und wenig Ballaststoffen und Gemüse die Wahrscheinlichkeit des Auftretens von Darmkrebs dramatisch erhöht.

MAGENKREBS

Magenkrebs tritt am häufigsten bei Männern der unteren Gesellschaftsschichten nach dem vierzigsten Lebensjahr auf. Er ist auf den großen Mangel an Obst und frischem Gemüse in ihrer Ernährung zurückzuführen. Der Verzehr einer ausreichenden Menge dieser Produkte kann die Wahrscheinlichkeit, an Magenkrebs zu erkranken, drastisch reduzieren. Salzige, stark gewürzte und geräucherte Speisen, wie sie beispielsweise in der japanischen Küche üblich sind, fördern hingegen die Entstehung von Magenkrebs. Eine salzarme Kost ist daher auch in bezug auf Magenkrebs sehr empfehlenswert.

BRUSTKREBS

Es gibt umfangreiches Beweismaterial für die These, daß Brustkrebs zum Großteil durch eine falsche Ernährung verursacht wird. In den westlichen Ländern verzeichnet man einen starken Zuwachs an Brustkrebsfällen bei Frauen nach den Wechseljahren. In Japan ist ein solcher Zuwachs nicht zu verzeichnen. Dort werden sehr wenig tierische Fette und Milchprodukte gegessen, im Gegensatz zu den meisten anderen westlichen Nationen. Der Genuß dieser Fette verursacht die rasche Bildung bestimmter Hormone, die ihrerseits in enger Verbindung mit dem Auftreten von Brustkrebs stehen. Japanische Frauen, die die westliche Ernährungsweise übernommen haben, bekommen nach einigen Jahrzehnten genauso häufig Brustkrebs wie ihre amerikanischen Nachbarinnen.

SPEISERÖHRENKREBS

Seit längerer Zeit ist bekannt, daß sowohl Alkohol als auch Tabak bei der Krebsverursachung eine große Rolle spielen. Werden sie noch dazu gemeinsam genossen, verstärkt sich ihre Wirkung um ein Vielfaches.
Der regelmäßige, übertriebene Konsum von Alkohol in Verbindung mit Tabakwaren erhöht die Wahrscheinlichkeit, an Speiseröhrenkrebs zu erkranken, beträchtlich. In den Gebieten Westeuropas und Nordamerikas, wo relativ viel Alkohol und Tabakwaren konsumiert werden, ist der Zuwachs an dieser Art von Krebserkrankung dementsprechend hoch. Es ist erwähnenswert, daß ein ekzessiver Alkoholkonsum die Aufnahme und Verwertung von Vitaminen und lebenswichtigen Nährstoffen durch den Körper stört und zu Mangelerscheinungen führt. Der geschwächte Körper wird dadurch krebsanfälliger.

BAUCHSPEICHELDRÜSENKREBS

Bauchspeicheldrüsenkrebs läßt sich hauptsächlich auf Überernährung und

eine zu fettreiche Ernährung zurückführen. Es wird vermutet, daß diese Krebsart mit dem Rückfluß der Gallenflüssigkeit zusammenhängt, die durch den überhöhten Fettkonsum mit krebserregenden Stoffen angereichert wurde.
Bei gewissen religiösen Sekten in Amerika, die sich fast ausschließlich von Getreide, Obst und Gemüse ernähren, gibt es so gut wie keine Fälle von Bauchspeicheldrüsenkrebs – dies ist ein markantes Beispiel für den Einfluß der Ernährung.

PROSTATAKREBS

In den USA und in weiten Teilen Europas ist Prostatakrebs recht häufig. In Japan und Afrika hingegen kommt er nur sehr selten vor – die in Amerika ansässigen Schwarzen sind jedoch noch anfälliger für diese Krebsart als die dort lebenden Weißen. Dies ist ein deutlicher Hinweis auf den Einfluß von Umweltfaktoren bei der Krebsentstehung. Die Bevölkerungsdichte scheint von Bedeutung zu sein, da die Mortalitätsrate an Prostatakrebs in dünn besiedelten Gebieten um einiges tiefer liegt als in dichtbesiedelten Gegenden.
Der wichtigste Faktor ist jedoch zweifellos die Ernährung und hier wiederum der Fettkonsum. Es gibt starke Parallelen zwischen dem Auftreten von Brustkrebs, Darmkrebs und Prostatakrebs. Alle drei Krebsarten treten in Gebieten mit einem hohen Fettkonsum (etwa 40% der täglich aufgenommenen Kalorien) viel häufiger auf als in Gebieten mit einem geringeren Fettkonsum (etwa 20% der täglich aufgenommenen Kalorien).
Ähnlich wie beim Brustkrebs wird die Anfälligkeit für Prostatakrebs durch die Überproduktion bestimmter Hormone erhöht, die wiederum durch den hohen Fettkonsum gefördert wird.

Die Rezepte

DIE DE WINTER-
KREBS-DIÄT